Das Herz
unser
Glücksmuskel

Beate Pracht

Das Herz
unser
Glücksmuskel

Mit der verborgenen Kraft des Herzens
zu Lebendigkeit, Freude und Leichtigkeit

Eine Anleitung

INTEGRAL

Für meine geliebte Mutter

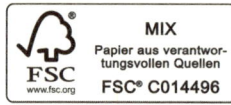

Verlagsgruppe Random House FSC® N001967
Das für dieses Buch verwendete
FSC®-zertifizierte Papier *Super Snowbright*
liefert Hellefoss AS, Hokksund, Norwegen.

Integral Verlag
Integral ist ein Verlag der Verlagsgruppe Random House GmbH.

ISBN 978-3-7787-9261-2

Inhalt

DIE EMOTIONEN

Prolog:
Gebrauchsanweisung für dieses Buch

Früher dachte ich: Das Glück kommt und geht, wie es will. Glücklich zu sein, das passiert zufällig und selten. Heute weiß ich, dass Glück keine flüchtige Laune des Zufalls ist. Wir können es steuern, es für uns sogar erschaffen und trainieren. Ja, so wie man einen Muskel trainiert, so kann man auch einüben, glücklich zu sein. Glück ist für mich ein positiver Herzenszustand.

Wie ich darauf komme? Durch die Menschen, mit denen zusammen ich das Glücklichsein trainiere. Zu meinen Lamawanderungen und Seminaren kommen Kinder und Erwachsene, Menschen mit körperlichen und psychischen Beeinträchtigungen, Führungskräfte, Gestresste und Entspannte – eben ganz normale, außergewöhnliche Menschen wie Sie und ich. Manche sind bereits rundum glücklich, aber viele klagen über die typischen Probleme unserer Zeit: Stress, Erschöpfung, emotionale Leere, schale Erlebnisse, flaue Beziehungen, Überforderung.

Gelegentlich kommen Menschen zu mir, die durch all diese Probleme krank geworden sind: Sie leiden unter Burn-out oder an einer Depression, haben Schwierigkeiten, Kontakt mit anderen Menschen aufzunehmen, oder ihr Herz-Kreislauf-System macht nicht mehr richtig mit. Und natürlich wollen sie ihre Beschwerden so schnell es geht loswerden. Dabei sind diese Krankheiten nur Warnzeichen dafür, dass etwas Tiefergehendes nicht stimmt. Als Kernproblem zeigt sich dabei immer: Viele Menschen leben ein Leben, das nicht ihrem wahren Selbst entspricht. Irgendwie stecken sie im falschen Film, in der falschen Rolle fest, erfüllen Erwartungen oder Vorsätze, die sie irgendwann einmal für sich festgelegt haben, die aber längst nicht mehr passen.

Das Gesamtbild, das sich abzeichnet, ist: Für diese Menschen ist das Leben ganz okay – aber auch nicht mehr. Es könnte viel besser, erfüllter, farbiger, glücklicher, entspannter, gesünder sein. Meiner Überzeugung nach steckt hinter all diesen Problemen eine gemeinsame Ursache: Die davon betroffenen Menschen haben ihren Glücksmuskel nicht trainiert, sind nicht herzfit.

Herzfit? Was soll das heißen?

Das Wort »fit« hat zwei Bedeutungen: Einmal ist damit die körperliche Leistungsfähigkeit gemeint. Zum anderen bedeutet das englische Wort *to fit* »passen«; wer oder was fit ist, ist also gut angepasst. Sie können fit für einen bestimmten Job sein, fit für ein Leben in Grönland oder der Sahara, fit fürs Einzelgängertum oder für eine Kommune. Darwin hat mit seinem »Survival of the fittest« ja auch nicht die sportlichen gemeint, sondern diejenigen Organismen, die sich an ihre Umwelt und das Ökosystem am besten anpassen können.

Auch das Wort »Herz« wird in doppeltem Sinn verwendet. Zum einen ist damit das Organ gemeint, das das Blut durch unseren Körper pumpt. Zum anderen steht das Herz in Sprichwörtern und Redensarten auch für die Gefühlswelt, insbesondere für positive Emotionen wie Liebe, Freundschaft, Freude.

»Da geht mir das Herz auf«, sagen wir. Oder: »Unsere Herzen sind miteinander verbunden.«

Spannend finde ich: In den letzten Jahren haben Wissenschaftler herausgefunden, dass das biologische und das metaphorische Herz eine Menge miteinander zu tun haben. Unsere Gefühle beeinflussen den Herzschlag und umgekehrt. Körperliche und seelische Gesundheit, sogar gute soziale Beziehungen zeigen sich in den feinen Rhythmusveränderungen des Herzens. Und es gibt gute Gründe anzunehmen, dass Menschen ihre körperliche und seelische Gesundheit, ihre mentale Stärke und sogar ihre sozialen Beziehungen verbessern können, indem sie ihren Herzschlag positiv beeinflussen.

Mit Herzfitness meine ich deswegen die Anpassungsfähigkeit des Herzens. Ein Mensch ist herzfit, wenn er nach Bedarf körperliche und geistige Höchstleistung bringen oder sich entspannen kann. Aber auch, wenn er eine große Bandbreite von Gefühlen zur Verfügung hat und in diesen nicht gefangen ist, sondern sie gezielt beeinflussen kann. Wenn er die Emotionen anderer Menschen sensibel wahrnimmt und darauf eingeht.

Wenn ich von der Anpassung des Herzens spreche, geht es mir nicht darum, dass Sie Ihr Durchhaltevermögen trainieren. Es geht nicht darum, Druck zu ertragen und noch mehr auszuhalten, sondern Ihr Leben so zu verändern, dass es zu Ihnen passt. Sodass der Druck dadurch von allein geringer wird. Schließlich ist dieses Buch ein Glücksmuskel- und kein Durchhaltetraining.

Wer herzfit ist, lebt glücklicher. Damit meine ich nicht das perfekte Glück, das alles Schmerzhafte ausklammert. Ein solches Glück wäre illusorisch und zerbrechlich. Mir geht es um die Art Glück, die mit Schmerzhaftem umgehen und das Schöne wahrnehmen und genießen kann. Das können Sie, wenn Ihr Herz anpassungsfähig ist. Deswegen nenne ich das Herz unseren Glücksmuskel. Diesen Glücksmuskel können Sie trainieren. Zwar nicht direkt, wie Sie Ihre Armmuskeln mit Liegestützen trainieren. Aber indirekt, indem Sie lernen, die Faktoren zu steuern, die Ihr Herz beeinflussen. Dieses Buch zeigt Ihnen wie.

Ganzheitlich denken und leben

An dieser Stelle möchte ich dem Institute of HeartMath® danken, das in diesem Themenbereich geforscht und wichtige Erkenntnisse geliefert hat. Wenn Sie auf die Website des Institutes gehen oder sich Informationsfilme auf YouTube ansehen, werden Sie feststellen, dass das Institut von einem ganzheitlichen Ansatz ausgeht: Biologie und Psyche des Menschen, menschliche Beziehungen, unsere Umwelt – das alles beeinflusst einander. Diese Betrachtungsweise mag nicht jedermanns Geschmack sein. Aber die Aussagen der Wissenschaftler über das Herz sind belegbar. Ebenso die Tatsache, dass der Mensch ein komplexes Wesen ist, mit zahllosen Wechselwirkungen zwischen verschiedenen Körperfunktionen, Emotionen und dem Geist. Trotzdem versuchen viele Ärzte und Psychologen, die Probleme eines Menschen fein säuberlich auseinanderzusezieren und dann einzeln zu lösen. Was nützt es aber, wenn aus einer holpernden Maschine ein Haufen intakter und auf Hochglanz polierter Zahnräder wird? Nein, mich überzeugt der ganzheitliche Ansatz viel mehr.

Ich bin ausgebildet als HeartMath®-Coach und -Gruppentrainerin. Meine eigene Methode, meine eigenen Erkenntnisse bauen unter anderem auf den Studienergebnissen des Institute of HeartMath® und seiner Methode der Herzintelligenz auf. Ich habe sie in der Praxis weiterentwickelt und mit eigenen Übungen und Methoden ergänzt. Als Diplom-Sportlehrerin sowie Sport- und Bewegungstherapeutin lege ich viel Wert auf regelmäßige, moderate Bewegung. Sie beeinflusst das körperliche und seelische Wohlbefinden enorm positiv. Vor allem aber kommen bei mir die Lamas und die Natur ins Spiel. Diese großartigen Tiere helfen mir als Coach und Trainerin, Menschen herzfit zu machen. Durch den Umgang mit den ruhigen, freundlichen und selbstbestimmten Tieren lernen sie jede Menge über einen achtsamen Umgang mit sich selbst und anderen. Im Kontakt mit den Lamas entdeckt jeder Mensch die Natur in sich, seine eigene Natur. Und da die Lamas, wie alle Tiere, ganz in der Gegenwart leben, ermutigen sie die Menschen, ebenfalls den gegenwärtigen Moment ganz bewusst zu erleben. Das macht das Leben reicher.

Für mich sind Lamas auch Vorbilder an Herzfitness. Mit ihrem großen, leistungsfähigen Herzen fühlen sie sich auf 5 000 Metern Höhe in den Anden ebenso wohl wie auf 100 Metern Höhe im Ruhrgebiet. Sie gehen ohne zu ermüden tagelang – in ihrem eigenen Tempo. Auch mit Emotionen können sie prima umgehen: Sie sind Herdentiere mit einem untrüglichen Gefühl für die richtige Nähe und Distanz. Neugierig und offen gehen sie auf andere Lamas und auf Menschen zu, ohne sie zu bedrängen. Von den Lamas habe ich jede Menge gelernt – und Sie können das auch.

Natürlich brauchen Sie kein Lama im Vorgarten, um herzfit zu werden. Aus meiner langjährigen Erfahrung in der Arbeit mit Menschen und Lamas sowie im Bereich Persönlichkeitsentwicklung, Bewusstseinsentwicklung und Gesundheit habe ich eine Reihe von Übungen entwickelt, mit denen Sie Ihre Herzfitness trainieren können. Dazu habe ich Ihnen in diesem Buch ein systematisches Trainingsprogramm zusammengestellt. Die Übungen sind nach den großen Themen Körper, Emotionen, Geist und soziale Beziehungen aufgeteilt. Das heißt aber nicht, dass Sie Ihren Körper nur mit körperlichen Übungen und Ihre Gefühle nur mit Emotionstraining fit machen können. Auch hier gibt es viele Wechselbeziehungen, sodass Sie an jedes Problem von verschiedenen Seiten herangehen können. Sie können Ihre Herzfrequenz positiv beeinflussen, indem Sie mutig sind, Ängste überwinden und ein selbstbestimmtes Leben führen; Spaziergänge oder Atemübungen versetzen Sie in heitere, entspannte Stimmung; soziale Beziehungen werden vertrauter, wenn Sie Gelassenheit ausstrahlen, und durch verlässliche Bindungen werden Sie gelassener. Alles hängt mit allem zusammen. Für jedes Ziel gibt es verschiedene Übungen. Probieren Sie einfach aus, welche Ihnen am meisten helfen.

Mithilfe der Erkenntnisse und Übungen in diesem Buch können Sie Ihren Glücksmuskel, das Herz, stärken. Sie können gezielter zwischen Leistung und Entspannung wechseln, Ihren emotionalen Farbkasten erweitern, klarer und kreativer Ihr Leben lenken und soziale Beziehungen feinfühliger gestalten.

Kurzum: Sie werden herzfit. Das wünsche ich Ihnen.

Ihre Beate Pracht

DER KÖRPER

Aus der Mitte geraten

Noch circa 70 Kilometer Autobahn, dann endlich der Ausblick: See, Segeln, Seele baumeln lassen. Ein Hoffnungsschimmer für Andreas. Immerhin ist er heute, am Freitagnachmittag, recht früh aus dem Büro gekommen.

Mit etwas Glück erlebe ich den Sonnenuntergang auf dem Boot, denkt er, als er eine Anhöhe überfährt. Plötzlich tauchen die ersten Warnblinklichter auf.

»Mist!«

Die Autokolonne, die sich zweispurig staut, nimmt bis zum Horizont kein Ende.

»Na toll!«, wettert er, schlägt mit der rechten Hand aufs Lenkrad, tritt auf die Bremse und schaltet widerwillig runter, bis sein Auto zum Stehen kommt. Er kurbelt das Seitenfenster herunter – seine Stimmung ist bereits ganz unten.

Dann wird aus diesem Wochenende wohl wieder nichts, sagt er zu sich. Wenn ich erst morgen das Boot klarmachen kann, hätte ich gar nicht erst loszufahren brauchen. Eigentlich kann ich das Boot auch verkaufen …

Endlose Minuten vergehen.

Stillstand in seiner reinsten Form.

Andreas wird ungeduldig, schnallt sich ab, steigt aus und hält stehend Ausschau.

Keine Bewegung.

Gar nichts.

Als er seine Fahrertür öffnet, um wieder einzusteigen, sieht er den Fahrer im Auto neben ihm, der ebenfalls die Scheibe heruntergelassen hat. Der Mann schaut von einer Zeitschrift auf und sagt lächelnd: »Wenn es nicht diese eingebauten Pausen gäbe, ich käme ja gar nicht mehr zum Lesen!«

Andreas, der sich gerade noch zurückhalten kann, aufs Autodach zu schlagen, lächelt gequält zurück.

Soll das ein Witz sein?

Sieht nicht so aus. Unbekümmert schaut der andere nach vorn, sieht, dass sich da immer noch nichts tut, und blättert in aller Seelenruhe eine Seite weiter.

· · ·

Ein Stau ist ein Stau. Aber das bedeutet nicht für jeden das Gleiche. Für den einen ist er eine willkommene Pause, für den anderen Grund genug, um durch die Decke zu gehen. Ein Dritter ärgert sich vielleicht kurz und lässt sich dann mit Musik aus dem Radio oder einem Gespräch mit der Beifahrerin ablenken.

Dieses Phänomen beschränkt sich natürlich nicht nur auf Staus: Wer im Restaurant den Kellner anpflaumt, weil er gefühlte fünf Minuten zu spät bedient wurde, wer am Frühstückstisch dem Kleinsten die Leviten liest, weil er einen Löffel Joghurt verkleckert, oder wer den Warteraum der Postfiliale zusammenschreit, weil der Vordermann in der Schlange eine alte Dame mit einem einzigen Brief vorgelassen hat, der macht aus einer Mücke einen Elefanten. Mit anderen Worten: Er hat ein Problem. Und das Problem ist nicht die Nachlässigkeit eines Kellners, die Ungeschicktheit des Kindes oder das nicht sorgfältig abgeklärte Vorlassen in einer Warteschlange.

Das Problem liegt nicht im Außen, sondern im Innen. Wenn ein Mensch überreagiert, ist das ein Zeichen dafür, dass er grundsätzlich unausgeglichen, instabil ist. Dass er mit sich nicht mehr im Reinen ist. Ja, dass er aus seiner Mitte geraten ist.

Das passiert natürlich jedem mal. Zumindest kenne ich niemanden, bei dem stressige Lebensphasen oder schwierige Zeiten nicht auf die Stimmung drücken. Doch die Frage ist, wie lang diese Phasen andauern. Je länger die Anspannung anhält, desto schwerer wird es, sie wieder loszuwerden. Das weiß ich aus mehr als zwanzig Jahren Arbeitserfahrung mit gestressten, erschöpften, depressiven, kranken oder einfach nur überreizten Klienten. Und aus über acht Jahren tiergestützten Coachings.

Meine Co-Therapeuten: die Lamas

2007 habe ich mir meinen Lebenstraum erfüllt, indem ich der Stimme meines Herzens gefolgt bin. Zuvor hatte ich als Bewegungs- und Sporttherapeutin in einer psychiatrischen Klinik gearbeitet, bis ich merkte, dass in mir eine Unternehmerin steckt. Die Arbeit mit den Patienten liebte ich, aber die Strukturen in der Klinik schränkten meine Möglichkeiten zu sehr ein. Außerdem fehlten mir die Natur und die Möglichkeit, mich stetig weiterzuentwickeln. Mir schwebte ein Geschäftsfeld vor, das Bewegung, Natur, Tiere und Persönlichkeitsentwicklung miteinander verbindet. Ich stellte mir so etwas wie tiergestützte Erlebnistherapie vor, aber ich hatte keine Idee, welche Tiere für meine Herangehensweise am besten passen würden. Doch kurz nachdem ich mir diesen Gedanken bewusst gemacht hatte, sah ich im Fernsehen einen Bericht über Lamas.

Diese menschenhohen Tiere waren für mich Exotik pur. Ihre Bananenohren erinnerten mich an Esel, ihre filigranen

Gesichtszüge an Hasen, ihre Gesamterscheinung an Kamele. Vor allem aber wirkten sie auf mich ruhig, anmutig, eigensinnig, charakterstark, selbstbewusst und wahnsinnig liebenswert. Diese Tiere strahlten Zuversicht, Stärke und Gelassenheit aus.

Wie gebannt schaute ich mir die Sendung an. Währenddessen wurde mein Herz immer weiter, und so wuchs in mir die Idee: Lamas könnten die Begleiter sein, die ich gesucht habe! Die Begleiter, mit deren Hilfe ich Menschen wieder in ihre Mitte bringen kann …

Dieser Fernsehbericht hat mir die Tür zu den wunderbaren Kleinkamelen geöffnet und damit zu einer neuen Lebensplanung. Die nächsten Jahre standen im Zeichen der Entwicklung: Ich machte mich über Lamas kundig, besuchte relevante Trainings und Seminare und entwickelte Stück für Stück das Geschäftsmodell, mit dem ich heute arbeite. Den Kern bilden tiergestützte Pädagogik, tiergestützte Therapie mit Lamas, Freizeit-Lamawanderungen sowie Seminare und Coachings in den Feldern Stressbewältigung, Gesundheit, Persönlichkeitsentwicklung und Teamfindung. Zusammen mit meinen fünf tierischen Co-Therapeuten und -Coaches – Hannibal, Dancer, Caruso, Kasimir und Diego – und meinem menschlichen Team biete ich ein vielfältiges Programm für Kinder und Erwachsene an. Und zwar mitten in der Natur.

Zwischen Essen und Gelsenkirchen liegt der Gesundheitspark Nienhausen, eine ausgedehnte grüne Oase in der Nähe der berühmten Industriekulisse mit der zum Weltkulturerbe zählenden Zeche Zollverein. Links und rechts Kräuterbeete, Gärten, ein Café, Tennisplätze, ein Sportzentrum, eine Sauna, ein Wasserspielplatz und eine Minigolfanlage. Und am Ende einer von Platanen umsäumten Allee ist der ruhige Teil des Parks, wo meine Lamas wohnen. Von hier aus gibt es die unterschiedlichsten Wandermöglichkeiten. Und so werden die ehemaligen, inzwischen begrünten Bergehalden aus Industriezeiten zu den Anden des Ruhrgebiets.

In dieser Kulisse arbeite ich mit den unterschiedlichsten Menschen; im Freizeitbereich mit solchen, die neugierig sind auf Neues, die Natur und Tiere lieben oder Abstand vom Alltag suchen. Im Bereich Seminare und Coachings mit Burn-out-Kandidaten, Führungskräften sowie mit Menschen, die sich persönlich weiterentwickeln und ihr Potenzial entfalten wollen, und im therapeutischen Bereich mit Menschen mit Behinderungen oder auch mit traumatisierten Menschen. So unterschiedlich sie alle sind, eins haben sie gemeinsam: Sie sind, mal mehr, mal weniger, aus dem Gleichgewicht geraten.

Nicht wenige derjenigen, mit denen ich im Coaching oder in der Lamatherapie umgehe, haben sich irgendwie verloren. Sie sind nicht grundsätzlich aufgebracht, betrübt oder verstockt. Sie sind nicht schwer krank, fühlen sich aber auch nicht ganz gesund. Es gibt keinen besonderen Schicksalsschlag, aber von einem glücklichen Leben können sie auch nicht berichten. Sie haben eine Familie, einen Job, aber irgendwie passt es nicht mehr mit Familie, Job – und letztlich auch mit ihnen selbst. Sie erfüllen ihre Pflichten, funktionieren noch ganz gut, aber das Leben haben sie sich doch anders vorgestellt. Sie fühlen sich vom Leben abgeschnitten, nicht mehr lebendig. Sie stecken gänzlich in ihrem Alltag fest, ohne zu wissen, wie sie ihn wiederbeleben könnten. Und wenn dann ein Stau kommt oder der Kleinste den Joghurt verkleckert, Dinge also, die nicht der Rede wert sind, bricht sich diese latente Unzufriedenheit Bahn. Auf eine Art und Weise, die völlig unverhältnismäßig ist.

Immer wieder habe ich mich in den letzten Jahren gefragt, wie es dazu kommt, dass Menschen in einen solchen Zustand

geraten. Was passiert denn eigentlich, wenn sie ihre Mitte verlieren? Die vielen kleinen Äußerlichkeiten, Nebensächlichkeiten können es nicht sein. Sonst flippte ja jeder aus! Zwar regen
sich Menschen in diesem Zustand über Nebensächlichkeiten
auf, aber die Ursache liegt woanders.

Wenn ich mit Leuten spreche, die sich aus ihrer Mitte geraten fühlen, stelle ich fast immer fest, dass sie zentrale Entschei-
dungssituationen meistern mussten, in denen sie sich selbst
nicht vertrauten. Und deshalb Entscheidungen getroffen haben,
die der Gesellschaft, der Familie oder der Vernunft gerecht
wurden, aber nicht ihnen selbst.

Doch wer einen Weg geht, der ihm selbst nicht mehr entspricht, entfernt sich von sich selbst – und damit vom Leben.

Gedankenspiele

Stellen Sie sich vor, Sie sind Anfang zwanzig. Sie haben nach
der Schule eine Ausbildung zur Bankkauffrau oder zum
Bankkaufmann erfolgreich absolviert, konnten sich von mehreren angebotenen Stellen gleich die dickste Rosine her-
auspicken und arbeiten nun für eine aufstrebende Bank, die
noch viel vorhat, auch mit Ihnen. Die Arbeit macht Ihnen
Spaß, Sie können an interessanten Weiterbildungen teilnehmen, Ihre Ergebnisse werden geschätzt, eine Anerkennung
jagt die nächste. Sie sind mittlerweile in einer Position mit den
besten Aufstiegschancen und einer fernen Zukunftsaussicht,
eines Tages sogar Zweigstellenleiter zu werden. Jetzt bekommen Sie das Angebot, zu diesem Zweck einen Fachlehrgang
anzufangen.

Was machen Sie? Sagen Sie zu oder ab?

Was auch immer Ihnen jetzt durch den Kopf geht: Ich hoffe sehr, dass Sie sich die Zeit nehmen, Ihre Entscheidung genau zu überdenken. Ich habe das jedenfalls gemacht. Und rückblickend war diese Entscheidung eine der besten meines Lebens.

Ja, ich war mit Anfang 20 mehr als begeisterungsfähig. Ich hatte meine hoffnungsfrohe Karriere genau vor Augen, die sechs Jahre zuvor bei der Sparkasse in Gelsenkirchen so voller Schwung begonnen hatte, und ein Ende war längst nicht in Sicht. Und jetzt auch noch ein Sprungbrett, um die Karriereleiter noch weiter hochzuschnellen. Wer weiß, wie weit ich es noch bringen würde? Ich musste nur noch Ja sagen.

Und sagte: »Nein.«

Ich weiß nicht, wie Sie entschieden hätten. Dafür? Vielleicht hätten Sie auch gute Gründe gehabt. Aber die fehlten mir. Die Vorstellung, diese eingeschlagene Laufbahn weiter und weiter zu gehen, fühlte sich einfach nicht gut an.

Ich sann diesem Gefühl nach, spürte ein seltsames Fernweh, eine Sehnsucht, die ich jedoch nicht gleich benennen konnte. Ich wusste aber, dass ich mich nicht mehr nach der klassischen Karriere sehnte, die ich sechs Jahre zuvor eingeschlagen hatte. Ich fühlte vielmehr einen Wunsch … nach Bewegung. Kein Witz: Ich wollte Sport studieren und Bewegung zu meinem Beruf machen.

Sie können sich vorstellen, wie es mir ging: Sechs erfolgreiche Jahre im Rücken und eine goldene Zukunftsperspektive im Visier, und nun war ich dabei, einem vielversprechenden Lebensstart den Rücken zu kehren, weil mir so etwas wie Bewegung vorschwebte! Ich selbst konnte das Ganze nicht richtig fassen, weil es so unvernünftig klang – sich gleichzeitig aber total vernünftig anfühlte!

Ja, mir machte meine Entscheidung Angst. Aber ich wusste: Sie ist für mich richtig.

Ich kündigte, holte das Abi nach, studierte Sportwissenschaften, begann, als Bewegungstherapeutin in einer psychiatrischen Klinik zu arbeiten, und hatte endlich das Gefühl, angekommen zu sein.

· · ·

Sehnsüchte, Träume, Wünsche – für viele sind das nur Hirngespinste. Etwas, das jeder hat, dem man sich auch mal für einen Moment hingeben darf; etwas, das aber nicht für das wahre Leben taugt. Träume müssen auf das Machbare, die Realität heruntergebrochen werden. Das ist die gängige Meinung. Aber wer sagt, dass sich Träume nicht verwirklichen lassen? Wenn niemand den Traum gehabt hätte, auf dem Mond zu landen, wäre vielleicht bis heute noch kein Mensch dort gewesen.

Ich bin davon überzeugt, dass Sehnsüchte keine Hirngespinste sind, sondern Wegweiser. Ja, ich glaube, dass unsere Träume uns den Weg zu einem Leben zeigen, das uns guttut.

Das, was Menschen ihr Innenleben nennen, spüren sie auch körperlich. Der Körper ist ein perfektes Ausdrucksmedium: Wenn sich etwas gut anfühlt, entsteht ein warmes Gefühl im Bauch oder in der Brust; wenn Sorgen oder Bedenken dominieren, krampft sich der Bauch zusammen; auf Erschrecken oder Ergriffenheit folgt die Gänsehaut; und wenn Gedanken und Gefühle im Kopf nicht mehr zu stoppen sind, rast das Herz.

Menschen, die ihre Gefühle nicht so differenziert wahrnehmen können, können lernen, auf die Signale ihres Körpers zu hören. Letztlich teilt der Körper mit, ob es einen Einklang mit Träumen und Sehnsüchten gibt. Allerdings bedeutet ein solches Leben nicht, dass es keine Probleme oder Hindernisse mehr gibt. Aber ein Leben im Einklang fühlt sich eben anders an als eines im Missklang: Dazu müssen Sie nur Ihren Körper befragen!

Eines ist sicher: Wer die Stimme seines Körpers – die mahnende Stimme – auf Dauer überhört, bringt seinen Körper und damit letztlich auch seine Seele in Schwierigkeiten. In meinen Coachings erlebe ich tagtäglich Menschen, die ihre innere Stimme überhören. Die zumindest anfangs nur im Kopf leben und von dort ihr Leben bestimmen und dadurch in eine Richtung geraten sind, die ihnen nicht entspricht.

Wenn die Zipperlein wachsen

Ich erinnere mich gut an Annegret. Eine betriebsame Karrierefrau, die in unregelmäßigen Abständen an meinen »After Work«-Lamawanderungen teilgenommen hat. Beim ersten Mal kam sie einige Minuten zu spät – Hindernisse bei der Anreise.

Kaum angekommen fing sie gleich an zu reden: »Sie können sich nicht vorstellen, was heute wieder im Büro los war! Das totale Chaos! Den Mitarbeitern habe ich im letzten Meeting haarklein gesagt, was die Prioritäten sind. Ich verlasse mich darauf – und wieder nichts. Ich könnte schier wahnsinnig werden ...«

Ihre Wortzahl pro Minute ist beeindruckend. Würde ich nicht ihre Aufmerksamkeit in eine andere Richtung lenken, würde sie garantiert eine Viertelstunde lang so weitermachen. Aber die anderen Teilnehmer warten schon ungeduldig. Also deute ich auf die Lamas hinter dem Zaun und sage: »Ich kann mir vorstellen, wie stressig das sein muss. Vielleicht können Sie ja hier etwas Abstand gewinnen.«

Dann lege ich los mit den wichtigsten Fakten rund um die Lamas. Nein, Lamas spucken nicht, beantworte ich Annegrets Frage. Zumindest spucken sie keine Menschen an, sondern nur andere Lamas. Ja, wir werden sie füttern. Und nein, sie beißen nicht.

Als Nächstes möchte ich die einzelnen Lamas vorstellen – jedes hat ja seinen eigenen Charakter –, aber in der Gruppe ist es unruhig geworden. Statt zuzuhören, kramt Annegret in ihrer Tasche und unterhält sich mit ihrem Nachbarn.

Ich mache eine Sprechpause und schaue sie an.

»Bin gleich da, muss nur noch eine SMS schreiben an die Kinderfrau. Wann endet die Wanderung nochmal genau?«

Ganz da sein oder nur anwesend sein – das sind natürlich zwei Paar Schuhe. Aber dieser Unterschied verliert an Kontur. Letztlich muss jeder für sich selbst entdecken, ob er wirklich da ist oder nicht. Und lernen, sich zu spüren.

Aber die Teilnehmer sind nicht allein. Sie haben ja die besten Lehrmeister: die Lamas! Für sie ist es selbstverständlich, einfach da zu sein.

Als wir in der Gruppe das Gehege betreten, beginnen wir die Lamas zu füttern. Das heißt: Wir halten Gras in den Händen und warten, bis die Lamas auf uns zukommen. Jedes meiner Tiere hat da sein ganz eigenes Tempo. Und auch die Teilnehmer verhalten sich ganz unterschiedlich. Manche streicheln die Tiere sofort, sobald sie sich ihnen nähern, andere sind etwas reservierter.

Annegret steht etwas vorsichtig mit ihrem Büschel Gras in der Hand da. Als Caruso sich auf sie zubewegt, zuckt sie zurück.

»Na, glauben Sie immer noch, dass er beißt?«, frage ich sie.

»Ähm … eigentlich nicht«, antwortet sie.

So selbstsicher sie als Führungskraft auch wirkt, von ihrem Wesen her ist Annegret doch eher scheu. Schon bei der Anmeldung wollte sie wissen, wie groß die Gruppe ist. Mit fremden Menschen sei sie nicht so gern zusammen.

Wie es ausschaut, überspielt sie ihre Verunsicherung mit Aktivität. Reden, telefonieren, die anderen Teilnehmer beobachten, Fragen stellen.

Später, bei der Wanderung, versucht sie mehrmals, Caruso an seiner Leine zu zerren, um schneller voranzukommen. Doch Caruso will nicht. Als sie schneller gehen will, bleibt er einfach stehen. Offensichtlich gefällt ihm ihr Rhythmus nicht. Jetzt bleibt auch Annegret nichts anderes übrig, als stehenzubleiben.

Ich sehe, dass es ihr schwerfällt, merke, dass sie ungeduldig ist. Aber für Caruso ist Zeit kein Begriff.

»Da hilft keine Diskussion«, sage ich ihr schmunzelnd.

Sie entspannt sich, hört auf zu reden. Und nach einer halben Minute legt Caruso wieder los.

Dann geht es weiter, bis zum nächsten Stopp, den auch wieder Caruso bestimmt. Zwischendurch finden sie einen gemeinsamen Rhythmus.

Als wir nach einer halben Stunde auf einer kleinen Anhöhe ankommen, schlage ich vor, den Ausblick zu genießen. Eine kurze Pause. Aber statt für die Aussicht, bemerke ich auf einmal, hat Annegret nur Augen für ihr Lama. Während die anderen Teilnehmer sich unterhalten, steht sie mit Caruso etwas abseits, streichelt ihn, schaut ihn versunken an.

Sie scheinen sich zu verstehen.

Ohne Worte.

Ein wunderschöner Moment.

Als wir nach der Wanderung noch am Zaun des Geheges stehen, sagt Annegret leise zu mir: »schön.«

Nur ein Wort.

Ganz einfach.

Ich drehe mich zu ihr um und sehe, ihr Geschichtsausdruck hat sich komplett verändert. Die Hektik ist abgefallen, ihre Augen schauen ruhig.

Ja, denke ich, Lamas sind schon besondere Tiere.

»Wissen Sie, Annegret, es gibt ein südamerikanisches Sprichwort: ›Schau einem Lama nicht zu tief in die Augen, du könntest dich verlieben!‹«

Annegret schaut mich an, nickt mit dem Kopf und lächelt.

»Danke«, sagt sie nur noch.

. . .

Wenn ich mich umschaue, sehe ich, dass es vielen Menschen wie Annegret geht: Der tägliche Stress reißt sie aus ihrer Mitte, aber sie haben den Eindruck, sie könnten das noch irgendwie meistern. Also machen sie weiter. Schließlich sind sie nicht allein: Der Arbeitskollege erscheint einen Tag nach seinem dritten Hörsturz wieder im Büro und legt eine Extraschicht ein, die Nachbarin brilliert über den Gartenzaun, dass sie die Freizeit ganz abgeschafft und nun eine Weiterbildung in die Abendstunden gepresst habe, trotz Kopfschmerzen. Da muss man mithalten!

Für einen Tag, denken sie, geht es noch. Dann für noch einen Tag. Eine Zeit lang geht das gut. Aber irgendwann ist der Tag gekommen, an dem es alles zu viel wird. Dann hat der Körper nur noch eine Sprache, mit der er sich mitteilen kann: Er wird krank!

So ist es auch einem ehemaligen 50-jährigen Kollegen ergangen. Plötzlich hieß es: Herzattacke, Krankenhaus! Ich war sehr besorgt – und vor allem überrascht. Wir kannten uns gut. In den Gesprächen, die wir geführt hatten, deutete nichts auf eine körperliche Schwäche hin. Ich ging davon aus, dass es ihm gut ging und dass er, der anderen gegenüber stets wachsam und reflektiert war, auch sich aufmerksam beobachtete. Doch da irrte ich mich. Er überlebte die Herzattacke, aber bei Untersuchungen fanden die Ärzte Gallensteine. Wie er mir später erzählte, hatte er sich schon lange, bevor er zum Notfall wurde, körperlich schlecht gefühlt. Er hatte an verschiedenen Stellen, insbesondere am Rücken, starke Schmerzen, ignorierte aber sein Unbehagen. Er maß den Signalen seines Körpers keinerlei Bedeutung zu. Erst als er dann im Krankenhaus lag, fing er an, darüber nachzudenken. Zum Glück war es noch nicht zu spät: Die Herzattacke und die Gallensteine blieben ohne langfristige negative Folgen. Er nahm sich und sein Leben sorgsam unter die Lupe, schaute genauer hin, was ihm guttat und was nicht. Er gab das Rauchen auf und spielte mit dem Gedanken, seine Festanstellung an den Nagel zu hängen und sich selbstständig zu machen, um dem Dauerstress in seinem Job zu entkommen. In einem positiven Sinne kreiste er auf einmal um sich selbst, widmete sich seinem Körper und seinen Gefühlen, um zu erspüren, was ihm guttun könnte. Ich freue mich, dass er diesen Zusammenbruch so konstruktiv nutzte, aber ich weiß auch, dass er rückblickend sagte: »Könnte ich die Zeit zurückdrehen, ich würde heute viel aufmerksamer auf mich, meinen Körper und das, was er mir zu sagen hat, achten!«

Die Einsicht, die Menschen durch Krankheit erlangen, ist schmerzhaft. Und jeder wünscht sich, er hätte es nicht so weit kommen lassen. Dabei liegt mir nichts ferner, als Menschen grundsätzlich für ihre Erkrankungen verantwortlich zu machen. Dafür sind die Ursachen zu komplex. Aber die meisten spüren genau, ob es zwischen ihrer Art zu leben und ihrem körperlichen Befinden einen Zusammenhang gibt.

Es gibt viele leise Anzeichen, die gleich zu Anfang ein Einlenken, eine Veränderung möglich machen. Und der Körper ist unbeirrbar: Wird er nicht gehört, meldet er sich verstärkt.

Aus leichtem Unbehagen, kleinen Zipperlein werden manifeste Symptome, die nicht mehr zu übersehen sind. Doch Menschen sind Gewohnheitstiere. Haben sie sich einmal daran gewöhnt, ihren Weg zu gehen, ohne auf ihren Körper, ihre Träume, Wünsche und Sehnsüchte zu achten, setzen sie den Weg fort. Nach dem Motto: Bisher ist es gut gegangen, also wird es auch weiterhin gut gehen! Bis der Körper aufschreit. Bis sich eine handfeste Erkrankung einstellt oder ein Unfall passiert. An diesem Punkt ist jeder Mensch zum Handeln gezwungen. Durch einen letzten Aufschrei bekommt der Körper nun auf einmal die Aufmerksamkeit, die ihm all die Zeit vorher verwehrt wurde. Leid als Ultima Ratio.

Dieser Prozess, in dem der Körper Signale sendet und eine Reaktion erwartet, verhält sich so, als würden Sie auf der Autobahn fahren und sähen ein Schild »Achtung! Großbaustelle in 50 Kilometern, dann Ende der Autobahn«. Vielleicht möchten Sie Zeit sparen und ausreizen, wie weit Sie noch bis zur Baustelle auf der Schnellstraße bleiben können. Sie lassen eine Ausfahrt nach der anderen links liegen, bis plötzlich vor Ihnen die Fahrbahn aufgerissen ist und Bagger den Weg versperren. Nichts geht mehr. Pech gehabt – Sie wären wohl besser früher abgefahren.

Aber es gibt nicht nur Menschen, die ihre Träume und Wünsche übergehen, ihren Körper ignorieren und stur ein

Programm abspulen, das ihnen nicht guttut. In meiner Arbeit habe ich viele kennengelernt, die noch einen Schritt darüber hinaus sind: Sie übergehen, unterdrücken und ignorieren nicht nur ihre Gefühle, sie fühlen schlicht nicht mehr. Was jedem Menschen unmittelbar einsichtig ist, seine Gefühls- und Gedankenwelt, ist ihnen abhandengekommen. Sie haben den Kontakt zu sich verloren.

Manchmal sind traumatische Erlebnisse wie sexuelle Übergriffe oder körperliche Gewalt dafür die Ursache. Für diese Menschen waren diese Erfahrungen so schmerzhaft, dass sie unbewusst nur den Weg wählen konnten, sich von ihrem Körpergefühl abzuspalten. Um dem Schmerz so weit wie möglich zu entgehen. Auf diese Weise konnten sie weiter funktionieren. Doch ihre ursprüngliche Lebendigkeit und Sensibilität ist diesem Ausweg zum Opfer gefallen.

Wenn Menschen, die solche Erfahrungen haben machen müssen, an meinen Coachings oder Lamatherapien teilnehmen, vermute ich manchmal anhand ihrer Ausstrahlung, ihrer Blicke und Bewegungen eine dahinterliegende Traumatisierung. Ob meine Wahrnehmung richtig war, erfahre ich von den Menschen in den persönlichen Gesprächen. In anderen Fällen kommen Teilnehmer an Lamaveranstaltungen direkt zu mir und berichten mir von ihren persönlichen vergangenen Erfahrungen. Eine Lamawanderung ersetzt keine Therapie. Aber dennoch freue ich mich jedes Mal, wenn ich erleben darf, dass selbst diese Menschen, die so weit weg vom Leben scheinen, nach ein paar Stunden wieder einen fließenderen, lebendigeren Eindruck machen.

Wenn sich ihr Blick nach einer Wanderung wieder etwas aufhellt, denke ich oft, wie wahr das Sprichwort ist: »Die Augen sind der Spiegel der Seele.«

Dem Körper vertrauen

Den meisten Menschen bleiben psychische Abgründe, in denen sie sich selbst nicht mehr spüren, nichts mehr fühlen können und sich schließlich selbst abhandenkommen, erspart. Sie haben eine mehr oder weniger ausgeprägte Sensibilität und Fähigkeit, in sich selbst hineinzuhorchen. Ihr Körper spricht zu ihnen. Sie verstehen ihn sogar. Aber – und das ist schlicht das Problem – sie folgen seinen Hinweisen nicht. Sie ändern ihr Verhalten nicht, obwohl sie wissen, dass es gut wäre. In einem Satz: Sie hören nicht auf ihren Körper.

Fast jeden Tag spreche ich mit Menschen, die mir von diversen Befindlichkeitsstörungen und Zipperlein berichten. Dem einen schmerzt der Rücken, der andere klagt über Müdigkeit, der eine hat Kopfschmerzen, dem anderen fehlt der Elan. Die Liste ließe sich endlos fortsetzen. Ich finde allerdings, dass – selbst wenn diese Warnsignale wahrgenommen werden – häufig die Konsequenz fehlt. Es wäre doch das Normale, nun genauer hinzuschauen und sich die Frage zu stellen: Was möchte mir mein Körper damit sagen?

Doch diese Haltung fehlt. Wenn der Körper zwackt, sich das Gemüt verdunkelt oder die Konzentration fehlt, wird das als gegeben hingenommen. Die Folge: Der Radius wird eingeschränkt. Man ist schlicht nicht mehr rundum intakt und macht nur noch das, was geht. Außerdem lindert die eine oder andere Pille Unwohlsein und Unbehagen.

Für mich bedeutet das: Viele Menschen haben nicht nur verlernt, auf ihren Körper zu hören und seine Signale zu deuten. Nein, sie haben überhaupt die Rolle des Körpers als Ausdrucksmedium, als Wegweiser aus dem Blick verloren. Vielleicht haben sie aber auch schlicht Angst – vor der Wahrheit.

Weil das, was ihnen ihr Körper erzählt, die Wahrheit ist – und nichts als die Wahrheit. Sie könnten nicht mehr um den heißen Brei herumreden, sich nicht mehr drücken, keine Ausreden mehr geltend machen, weil sie sofort wüssten, dass sie sich selbst etwas vormachen.

Natürlich, die moderne Lebensweise begünstigt die Entfremdung vom Körper: Die Zeiten, in denen er zum Überleben das leisten musste, wofür er sich in der Evolution perfekt herausgebildet hat, sind längst vorbei. Als Jäger und Sammler rannten wir noch der Nahrung hinterher. Bewegung und Nahrungsaufnahme, Aktivität und Ruhe waren noch im Einklang. Heute rennt uns die Nahrung hinterher. Unseren Körper fahren wir mit Auto, Bus und Bahn durch die Gegend. Kinder toben noch herum, nehmen die Welt mit allen Sinnen wahr, essen, wenn sie hungrig, trinken, wenn sie durstig sind – und fallen ins Bett, wenn sie müde sind. Diese Einfachheit und Ursprünglichkeit verliert sich jedoch sehr schnell im Erwachsenenalter. Wer täglich acht Stunden am Computer verbringt und nicht für körperlichen Ausgleich sorgt, lebt nicht mehr menschengerecht. Wir sind einfach nicht dafür gemacht, den ganzen Tag zu sitzen und mit den Fingern auf einer Tastatur herumzutippen – und das noch unter Leistungsdruck.

Evolutionär gesehen sind wir Topathleten, die nun auf ein paar Quadratmetern Bürofläche eingesperrt sind. Wie Tiger im Käfig, die dazu noch in einem dauernden Alarmzustand sind: Denn jeden Augenblick kann das Handy klingeln!

Kein Wunder, dass der moderne Mensch sein natürliches Körpergefühl eingebüßt hat. Dass er das intuitive Wissen verloren hat, ob es ihm wirklich gut geht – und was seinem Körper wirklich guttut. Er weiß nicht mehr, ob der mit sich selbst im Einklang lebt.

Dabei geht es letztlich allen Menschen um diese harmonische Einheit. Und wenn das Leben uns auf die Probe stellt, bleiben Disharmonien nicht aus. Aber es liegt an jedem Einzelnen, sein Leben darauf neu einzustellen. Wunderschön hat das der Dichter Khalil Gibran ausgedrückt: »Euer Körper ist die Harfe eurer Seele. Es ist an euch, ihm süße Musik zu entlocken oder wirre Töne.«

Das tanzende Herz

Diese Situation gibt es immer öfter: Sie gehen zum Hausarzt, weil Sie Schlafstörungen haben oder schon bei der geringsten körperlichen Belastung erschöpft sind. Was auch immer es ist, das Ihr Wohlbefinden beeinträchtigt: Sie sind beunruhigt. Nicht nur, dass die Sache an sich unangenehm ist, es könnte ja eine ernsthafte Krankheit dahinterstecken.

Der Arzt untersucht Sie und sagt Ihnen dann: »Es ist nichts. Ihre Werte sind im Normalbereich. Gratuliere. Sie sind gesund.«

Im ersten Moment sind Sie erleichtert. Trotzdem verlassen Sie seine Praxis mit gemischten Gefühlen. In Ihrem Kopf wirbeln die Fragen: »Was ist jetzt mit meinen Schlafstörungen? Woher kommen sie? Ist ja schön, dass der Arzt keine Krankheit feststellen konnte. Aber heißt das auch, dass ich tatsächlich gesund bin?«

Da es aber offenbar nicht so schlimm ist und Sie wirklich genug zu tun haben, verdrängen Sie Ihre Sorgen und machen sich wieder an den Alltag. Mit Ihren Symptomen versuchen Sie zu leben.

So lange, bis die leisen Signale lauter werden und schließlich in eine richtige Krankheit ausarten. Dann endlich kann der Arzt sich darum kümmern: Seine Tests schlagen an, er kann die Ursache der Beschwerden ausmachen und bekämpfen. Aber bis es so weit ist, ist der Arzt ebenso ratlos wie Sie.

Ein Viertel der Menschen in Deutschland leidet unter Schlafstörungen, ein Zehntel klagt über Dauerstress. Diese

Beschwerden sind zu unspezifisch, als dass die Schulmedizin etwas damit anfangen könnte. Aber sie beeinträchtigen die Lebensfreude erheblich. In die gleiche Reihe gehören auch noch weitere Probleme:

- Verdauungsbeschwerden
- Appetitlosigkeit
- Herzrasen
- Schweißausbrüche
- Bluthochdruck
- Schwindelanfälle
- Innere Unruhe
- Geringe körperliche Leistungsfähigkeit
- Apathie (emotionale Abgestumpftheit)
- Schwierigkeiten, sich zu motivieren
- Konzentrationsschwierigkeiten
- Düstere Gedanken
- Gereiztheit
- Störungen des Sexuallebens

Jedes Einzelne der aufgeführten Symptome kann ganz verschiedene Ursachen haben, körperliche und psychische. Oder es kann eine normale Schwankung der natürlichen Körperfunktionen sein. Alles sehr unklar also.

Wenn aber mehrere dieser Symptome zusammen auftreten, ist das ein Hinweis darauf, dass sie eine gemeinsame Ursache haben können. Eine klar definierbare Ursache, gegen die sich etwas unternehmen ließe.

Leider kommen Fachärzte oft nicht darauf, weil die Patienten nur einzelne Symptome schildern – die anderen sind zu unauffällig. Oder die Beschwerden betreffen so verschiedene

Körperfunktionen, dass der Arzt nicht auf die Idee kommt, sie in einen Zusammenhang zu stellen. Und der Patient erst recht nicht. Aber den Zusammenhang kann es geben.

Ich habe selbst ein paar Jahre gebraucht, ihn zu entdecken. Ich war 15 Jahre lang Sport- und Bewegungstherapeutin an einer Klinik für Psychiatrie und Psychosomatik. Viele der Patienten dort hatten, neben ihrer Haupterkrankung wie Depression oder Burn-out, irrationalen Ängsten oder den Folgen traumatischer Erfahrungen, mit den oben aufgezählten Problemen zu kämpfen. Und das seit Jahren. Sie berichteten über ihren verzweifelten Leidensdruck zu ihrer Krankengeschichte und gleich mit dazu, was sie schon alles dagegen unternommen hatten …

Die Ernährung umgestellt, auf Koffein verzichtet, autogenes Training oder Yoga gemacht, abends Joggen gegangen, verschiedene Entspannungs- und Konzentrationstechniken … wie viele Maßnahmen hatten diese Menschen durchprobiert! Immer in der Hoffnung, dass ihnen endlich mal eine hilft. Das Ganze hatte sehr den Charakter von Versuch und Irrtum. Oft ohne Erfolg.

Eine meiner Aufgaben war damals, den Patienten mit einem angepassten Bewegungsprogramm dabei zu helfen, ihre körperlichen Beschwerden wie Apathie, Rückenschmerzen oder Verspannungen zu lindern. Doch bei manchen Problemen konnte ich nicht helfen, wie bei Schlaflosigkeit, innerer Unruhe und Appetitlosigkeit. Das war unbefriedigend.

Also habe ich mich auf die Suche nach einer Erklärung gemacht, was die Ursache all dieser Symptome ist. Natürlich war mir, ebenso wie den Klienten, klar, dass ihre Probleme tiefere Ursachen haben. Dass etwas im Leben vieler Menschen nicht stimmig ist. Daher dachte ich: Es muss eine Art Knotenpunkt geben, an dem die verschiedenen Lebensprobleme zusammen-laufen und von dort aus die einzelnen körperlichen Probleme verursachen. Wenn es gelingt, an diesem Knotenpunkt anzu-setzen, können die Patienten vielleicht ihre körperlichen wie seelischen Probleme gemeinsam lösen. Dann können sie zu-verlässig und zielgerichteter dagegen vorgehen.

Detektivarbeit

Wo könnten Schlafstörungen, Appetitlosigkeit, innere Unruhe, Konzentrationsschwierigkeiten und so weiter herkommen?

Eine einfache Methode, um die Ursache ausfindig zu ma-chen, ist zu beobachten: Wann, in welchen Situationen, sind die Symptome besonders stark ausgeprägt?

Das habe ich viele meiner Patienten in der psychosomati-schen Klinik gefragt. Dabei kam fast immer heraus:

- wenn sie gehetzt oder gestresst sind,
- wenn sie sich über etwas tiefgründig ärgern,
- wenn sie Sorgen oder sogar Angst haben.

Emotionen haben also einen Einfluss auf den Körper. Das ist an und für sich nichts Neues, sondern altbekannt als »psychoso-matische Reaktion«. Auf Stress, Ärger und Sorgen reagiert der Körper mit Schlafstörungen, Magenschmerzen und so weiter.

Um diese Beschwerden loszuwerden, müsste man also den Stress loswerden. Die Arbeitslast reduzieren, die allseits einstür-menden Anforderungen und allen Ärger elegant abblocken. In manchen Fällen geht das auch. Aber Druck, Zeitknappheit oder unerfreuliche Begegnungen völlig zu vermeiden ist praktisch unmöglich. Und trotzdem gibt es ja Menschen, die weder unter Schlafstörungen noch unter Apathie leiden. Sind das die wenigen Glücklichen, die niemals Stressfaktoren ausgesetzt sind? Wohl kaum. Eine Torfrau wie Nadine Angerer steht unter enormem Leistungsdruck. Sie muss unglaublich schnell reagieren. Entspannt sein, aber auch aufmerksam, konzentriert und wach. Alle Augen der Welt sind bei großen Turnieren auf sie gerichtet. Und trotzdem ist sie scheinbar durch nichts aus der Ruhe zu bringen. Wie schafft sie das?

Meine Antwort: Sie geht anders mit dem Druck um.

Verschiedene Menschen reagieren auf Stresssituationen sehr, sehr unterschiedlich. Die einen kann es nicht mal aus der Fassung bringen, wenn drei brüllende Kinder an ihnen zerren, das Telefon ständig klingelt und der Reis überkocht, während sie für den Geschäftstermin um 14 Uhr eine wichtige Präsentation vorbereiten müssen. Im Gegenteil: Unter diesem Druck laufen sie zur Hochform auf und arbeiten zügig alle Aufgaben nacheinander ab. Dann schalten sie drei Gänge runter, entspannen sich und schlafen nachts tief und fest.

Andere geraten schon bei dem Gedanken, ob sie wohl den nächsten Bus noch erwischen, in Panik. Ihr Herz rast, sie können kaum noch einen klaren Gedanken fassen, rennen hektisch hierhin und dorthin, während sie ihre Siebensachen zusammensuchen, und schnauzen jeden an, der ihnen in den Weg kommt. Nachts wälzen sie sich stundenlang im Bett herum, weil die verschiedenen Probleme des Tages sie nicht loslassen. Am nächsten Tag sind sie wie zerschlagen – aber Hektik und Stress dringen erbarmungslos von Neuem auf sie ein. Selbst wenn es dafür, objektiv betrachtet, gar keinen Anlass gibt.

Was ist bei uns anders, wenn wir in einem harmonischen oder einem dauergestressten Zustand sind?

Eine Herzensangelegenheit

Worin der Unterschied liegt, wird deutlich, wenn man den gestressten und den gelassenen Menschen jeweils an ein Elektrokardiogramm-Gerät oder besser an ein Herz-Biofeedback-System anschließen würde. Dann wäre zu sehen: Das Herz macht den Unterschied. Es ist der gesuchte Knotenpunkt zwischen Körper und Seele.

Im Herzen werden in einem dichten Nervengeflecht Blutdruck, Atmung und Herzschlag reguliert und aufeinander abgestimmt. Gleichzeitig steht das Herz über große Nervenbahnen in ständigem Austausch mit dem Gehirn, sendet Signale dorthin und empfängt welche. Auf diese Weise kann das Herz Ihren Puls an Ihre aktuelle Situation anpassen. Bei körperlicher oder emotionaler Belastung werden Herzschlag und Atmung schneller, der Blutdruck steigt. Ihre Muskeln und Ihr Gehirn werden mit mehr Sauerstoff und Energie versorgt, Abfallstoffe schneller abtransportiert. Wenn Sie aufhören zu rennen oder der Stress wegfällt, brauchen Sie nicht mehr so viel Energie. Deswegen sinkt der Puls wieder und das Herz muss nicht mehr so hart arbeiten. Nachts, wenn Sie schlafen, liegt der Puls bei etwa 60 Schlägen pro Minute – der Ruhepuls.

So weit ist das bekannt. Was aber weniger Leute wissen: Abgesehen von dieser belastungsabhängigen Beschleunigung und Verlangsamung der Herzfrequenz gibt es auch noch mikrofeine Unterschiede im Abstand zwischen den einzelnen Herzschlägen. Bei einem Puls von 70 Schlägen pro Minute zieht sich das Herz nicht genau alle 0,85 Sekunden zusammen, sondern mal liegen zwischen zwei Schlägen 0,7 Sekunden, mal 0,9 Sekunden. Ärzte und Sportwissenschaftler nennen das die Herzratenvariabilität.

Die hat nichts zu tun mit krankhaften Herzrhythmusstörungen. Wenn ab und zu ein Herzschlag aussetzt oder das Herz plötzlich zu rasen und zu stolpern beginnt, sind solche Störungen möglicherweise Anzeichen einer ernsthaften Erkrankung. Auf jeden Fall sollte das ein Arzt abklären. Der Begriff Herzratenvariabilität dagegen bezeichnet die mikrosekundengroßen Unterschiede im Herzschlagabstand, die es auch und gerade bei gesunden Menschen gibt.

Das Spannende ist: Bei dem Menschen, der Stress gut abbauen kann, ist die Herzratenvariabilität viel besser als beim Dauergestressten. Besser, das heißt zweierlei. Erstens: Die Unterschiede zwischen den Herzschlagabständen sind größer. Und zweitens: Die Veränderung passiert gleichmäßig und regelmäßig. Das Herzschlagmuster ist harmonisch.

Stellen Sie sich das vor wie die Fahrweise eines vorausschauenden Autofahrers: Er beschleunigt oder bremst sanft und gleichmäßig. Genauso schlägt auch das Herz bei einer guten Herzratenvariabilität in einem fließenden Rhythmus langsam-stetig schneller und dann auch langsam-stetig wieder langsamer. Ein gestresster oder ungeübter Autofahrer dagegen erkennt Hindernisse oder rote Ampeln erst im letzten Moment, steigt dann voll auf die Bremse und gibt anschließend wieder mit quietschenden Reifen Gas. Genauso wird der Herzschlag bei schlechter Herzratenvariabilität sprunghaft schneller oder langsamer. Das ist ein deutliches Zeichen von Stress und Disharmonie.

Oder aber, im Gegenteil, das Herz schlägt fast völlig gleichmäßig, egal was passiert. Das ist, als ob ein Autofahrer immer mit Tempo 80 unterwegs wäre – in der Innenstadt wie auf der Autobahn. Einen so unveränderlichen Herzschlag haben apathische, ausgelaugte oder kranke Menschen, die in ihrem

Leben keinen Schwung und keine Begeisterung mehr aufbringen können, für die jeder Tag genau gleich dahintröpfelt.

Also: Bei einem gesunden, anpassungsfähigen Menschen wird der Herzschlag in einem regelmäßigen Rhythmus schneller und langsamer und das Herzschlagmuster sieht harmonisch aus. Visualisiert sieht dieser Rhythmus aus wie eine Sinuskurve. Bei einem kohärenten Menschen hat diese etwa alle zehn Sekunden einen Hochpunkt. Die Mediziner sagen dazu: Die Herzratenvariabilität hat einen Zyklus von ca. 0,1 Hertz. (Hertz mit tz ist die physikalische Einheit für das Tempo von Schwingungen, bitte nicht mit dem Organ Herz verwechseln.)

Dies erkläre ich deshalb so ausführlich, weil er eine Messlatte dafür ist, wie gut es einem Menschen geht – körperlich und emotional. Bei einem gesunden, ausgeglichenen, glücklichen Menschen ist der Zyklus bei um die 0,1 Hertz deutlich ausgeprägt und die Kurve harmonisch. Diesen Zustand nennen Wissenschaftler »Kohärenz«. Kohärenz ist ein optimierter Zustand, in dem Herz, Geist und Emotionen geordnet und im Gleichklang sind. Auf Körperebene agieren dann Immun-, Hormon- und Nervensystem in einem Zustand energetischer Koordination. Diese Kohärenz ist ein wichtiges Merkmal für Herzfitness.

Bei einem kränkelnden, gestressten, unglücklichen Menschen ist der 0,1-Hertz-Zyklus nur schwach zu erkennen. Das heißt, dass der Herzschlag entweder fast völlig gleichmäßig ist oder sich sehr sprunghaft verändert. Beides auf Dauer ist nicht gut.

In der traditionellen chinesischen Medizin gibt es den Spruch: Wenn das Herz so gleichmäßig klopft wie der Specht auf der Rinde eines Baums, dann hat der Patient nur noch vier Tage zu leben. Eine Aussage, die auf vielen tausend Jahren Erfahrung beruht.

Diese Erkenntnis setzt sich allmählich auch in der westlichen Medizin durch. Der Kardiologe Ary Goldberg stellte 1989 fest: »Ein gesundes Herz tanzt, ein sterbendes marschiert.« Damals war er noch ziemlich allein mit dieser Auffassung, inzwischen hat sie sich auch in der europäischen Schulmedizin weitgehend durchgesetzt. Dort wird die Herzratenvariabilität als ein Anzeiger für die Gesundheit betrachtet, nach dem Motto: Wenn der Körper gesund ist, dann ist die Herzratenvariabilität hoch und harmonisch. Der Körper führt, die Herzratenvariabilität folgt.

Viele Studien weisen aber darauf hin, dass der Einfluss in beide Richtungen funktioniert: Wenn die Herzratenvariabilität hoch und harmonisch ist, dann ist auch der Körper gesund. Sie können also Ihre Gesundheit und Ihre Stressresistenz verbessern, indem Sie Ihre Herzratenvariabilität schulen. Indem Sie Ihren Glücksmuskel trainieren. Herzfit werden. Oder, wie Goldberg es ausdrücken würde: Indem Sie Ihr Herz zum Tanzen bringen.

Das Herz zum Tanzen bringen

Herzfit werden hört sich gut an. Bloß: Die mikrofeinen Unterschiede in ihren Herzschlagabständen können Sie nicht auf Anhieb sehen oder fühlen. Dieses Buch wird Ihnen helfen, die Unterschiede zu spüren und ein Gefühl für Ihre Herzfitness zu entwickeln. Bevor Sie aber die Übungen gemacht haben, lassen sich die Herzschlagabstände nur mit technischen Geräten messen. Wie können Sie dann wissen, wie es darum steht, und die Herzratenvariabilität gezielt verbessern?

Keine Sorge: Eine detaillierte Überwachung Ihres Herzschlags ist gar nicht nötig. Es gibt die Möglichkeit, von Ihrem

Arzt ein Langzeit-EKG machen zu lassen, um zu sehen, wie flexibel und gesund Ihr Herz ist. Das ist in vielen Fällen medizinisch notwendig. Es gibt auch Computerprogramme mit Ohrclip zu kaufen. Das sind Herz-Biofeedbacksysteme, die den Puls präzise messen und ihn an einen Computer funken, der dann daraus die Herzratenvariabilität und das Herzschlagmuster berechnet. Das Institute of HeartMath® hat ein solches Programm entwickelt. So können Sie in Echtzeit sehen, welche Situation und welche Handlung das Ganze positiv oder negativ beeinflusst. Mit der Zeit können Sie Ihr Verhalten entsprechend anpassen.

Das ist hier zwar kein Verkaufsbuch für Messgeräte, aber es kann zur Schulung der Herzkohärenz sehr sinnvoll sein. Sie können auch ohne all diese Technik Ihren Herzschlag positiv beeinflussen. Und zwar, indem Sie trainieren, diese Unterschiede zu spüren, sodass Sie auch ohne Messgerät jederzeit wissen, ob Sie gerade in der Herzkohärenz sind oder nicht. Dazu hilft es, wenn Sie die körpereigenen Mechanismen verstehen, die den Herzschlag beschleunigen oder verlangsamen.

Das vegetative Nervensystem reguliert die grundlegenden Körperfunktionen: Atmung, Herzschlag, Verdauung, die inneren Organe. Das tut es ganz automatisch, ohne dass wir es bewusst kontrollieren: Ihr Herz schlägt je nach Anforderung schneller oder langsamer, ohne dass Sie sich dafür entscheiden, und Sie atmen auch im Schlaf weiter.

Das vegetative Nervensystem besteht aus drei Untersystemen: Sympathikus, Parasympathikus und dem enterischen Nervensystem, das hier nicht weiter interessant ist, weil es hauptsächlich nur die Verdauung regelt. Für unser Thema wichtig sind Sympathikus und Parasympathikus.

Die Aufgabe des Sympathikus ist es, die Aktivität und Leistungsbereitschaft des Körpers zu erhöhen. Er beschleunigt den Herzschlag, erhöht den Blutdruck, weitet Bronchien und Pupillen, aktiviert die Bewegungsmuskeln und sorgt dafür, dass die körpereigenen Zuckerreserven in Energie umgesetzt werden. Im Gegenzug hemmt er Körperfunktionen, die im Moment nicht unbedingt benötigt werden, zum Beispiel das Immunsystem. Kurz gesagt: Der Sympathikus sorgt dafür, dass der Mensch rennen, springen, tanzen oder auch konzentriert arbeiten kann.

Eine nützliche, lebenswichtige Funktion also. Allerdings kann der Mensch nicht permanent im Zustand der Anspannung bleiben. Er würde bald seine Reserven aufbrauchen, Abfallprodukte im Körper ansammeln, Krankheiten nicht mehr richtig bekämpfen und irgendwann erschöpft und innerlich vergiftet zusammenbrechen.

Deswegen hat der Sympathikus einen Mitspieler in einem harmonischen System: den Parasympathikus. Das ist derjenige Teil des vegetativen Nervensystems, der für Entspannung und Ruhe sorgt. Er verlangsamt den Herzschlag, entspannt die Bewegungsmuskeln, verengt die Bronchien, sorgt für den Aufbau von Zuckerreserven und das Immunsystem. Wenn der Parasympathikus aktiv ist, kann sich der Mensch entspannen, erholen und Kraft tanken für die nächste Aktivität.

Parasympathikus und Sympathikus stehen ständig miteinander im Wechselspiel. Mal ist der eine aktiver, mal der andere. So kann der Mensch zwischen Anspannung und Entspannung wechseln.

Normalerweise.

Viele der am Anfang geschilderten Beschwerden kommen daher, dass entweder der Sympathikus ständig überaktiv ist und der Parasympathikus unteraktiv oder dass der Parasympathikus ebenfalls hochläuft, weil er gegen den überaktiven Sympathikus ankämpft. Das verbindet Schlaflosigkeit, Herzrasen und Konzentrationsschwierigkeiten miteinander.

Jetzt haben Sie den Schlüssel: Ihre Probleme werden Sie los, indem Sie eine Balance zwischen Sympathikus und Parasympathikus herstellen. Die Glücksmuskelübungen dieses Buches bewirken diese Balance. Diese Harmonie hat ganzheitliche Auswirkungen auf den Menschen.

Halt, Moment mal. Habe ich nicht vorhin gesagt, dass sich das vegetative Nervensystem nicht bewusst steuern lässt? Ja, und das stimmt auch. Nicht direkt. Aber indirekt schon.

Und zwar über die Atmung. Sie ist die einzige Funktion der inneren Organe, die Sie gezielt kontrollieren können: Sie können zum Beispiel bewusst ruhig und tief atmen. Das regt den Parasympathikus an. Dadurch beruhigen Sie indirekt Ihren Herzschlag und senken Ihren Blutdruck. Über Ihre Atmung können Sie also Ihr Herz beeinflussen. Dies ist ein erster Aspekt für die Kohärenz und Resilienz (Widerstandskraft).

Der Parasympathikus hat wie der Sympathikus außerdem erheblichen Einfluss auf die Herzratenvariabilität: Ein starker Parasympathikus sorgt, grob gesagt, als Ausgleich zur Anspannung des Sympathikus für Entspannung und dadurch für eine gute Kohärenz. Und die wirkt sich wieder auf alle inneren Organe aus und sorgt dafür, dass diese gut zusammenarbeiten. Mit ganz einfachen Atemübungen erzielen Sie also bereits einen rundum positiven Effekt auf Ihren gesamten Organismus.

Wie gut das wirkt, kann ich immer wieder bei meinen Seminaren erleben. Ich arbeite seit 2007 nicht mehr in der psychosomatischen Klinik, sondern habe mich als Coach sowie mit meinen Lamas mitten im Ruhrgebiet rund ums Thema Herzintelligenz®, Resilienz und Gesundheit selbstständig gemacht. In diesen acht Jahren konnte ich nun all die geschilderten Effekte beobachten. Um nur ein Beispiel zu nennen: Vor einigen Jahren kam eine Frau mit ihrer vierjährigen Nichte zu mir. Eigentlich hatte sie die Lamawanderung ihrer Nichte zuliebe gebucht, damit diese etwas Besonderes erlebt. Am Ende hat sie selbst die Wanderung fast noch mehr genossen als das kleine Mädchen.

Gleich zu Beginn war zu spüren: Die Frau ist total im Stress. Ihre ganze Körpersprache drückte Anspannung aus, ihre Begrüßung war hektisch, ihr Atem ging rasch. Im Gespräch mit ihr bestätigte sich dieser Eindruck: Sie musste im Beruf viele Dinge parallel organisieren, ständig wurde ihr sorgfältig abgestimmter Terminplan über den Haufen geworfen. Das setzte sie unter Druck. Mehr noch machten ihr die Umstrukturierungen in der Firma Sorgen: Würde die Abteilung, würde ihr eigener Arbeitsplatz erhalten bleiben? Die Frau klagte über Schlafstörungen. Sie hatte schon Wellness, Massage und Meditation versucht – aber nichts holte sie aus ihrer Anspannung heraus.

Nun führte sie gemeinsam mit ihrer kleinen Nichte unser Lama Diego am Zügel. Anfangs machte die Frau immer wieder Ansätze, durchzustarten und mit raschen Schritten den Hügel hochzustürmen. Aber da machte Diego nicht mit. Lamas gehen langsam und stetig – kein Am-Zügel-Zerren kann sie dazu bringen, ein Tempo anzunehmen, das ihnen nicht liegt. Mit der Zeit ließ sich die Frau auf das gemächliche Tempo ein. Statt nur geradeaus aufs Ziel zu starren, hatte sie jetzt auch Augen für die Umgebung: die gelb blühenden Ginsterhecken und das Glitzern des Kohlestaubs auf der alten Abraumhalde, auf der wir gingen. Ich konnte förmlich beobachten, wie ihr Atem ruhiger wurde. Wie sie in der Gegenwart und bei sich selbst ankam.

Als wir wieder auf der Weide ankamen und uns verabschiedeten, hatte die Frau Tränen in den Augen. Und sie sagte zu mir:»Ich hätte nie gedacht, dass ich mich je wieder so gut entspannen kann. Aber jetzt fühle ich mich völlig ausgeglichen!«

Ruhiges Atmen, gleichmäßige ruhige Bewegung, Aufmerksamkeit für die unmittelbare Umgebung und für den eigenen Körper: All diese Dinge sorgen für eine bessere Balance zwischen Parasympathikus und Sympathikus. Dadurch können Sie Stress abbauen und die Herzratenvariabilität verbessern. Und damit Ihre gesamte Gesundheit und psychische Verfassung.

Aus diesem Grund haben Yoga, Meditation und Walken oder Joggen einen positiven Einfluss auf alle Stresskrankheiten. Da Sie jetzt wissen, worum es geht, können Sie die Kohärenz Ihrer Herzratenvariabilität noch viel gezielter fördern. Noch viel effektiver. Ich habe Ihnen einige Übungen zusammengestellt, die meiner Erfahrung nach hervorragend wirken.

So beeinflussen Sie Ihre Herzfrequenz

Wie schnell können Sie aus einem unruhigen, sagen wir »stressigen« Zustand in einen kohärenten kommen? Was meinen Sie? Meine Erfahrung aus den Herzseminaren ist, dass es schon innerhalb von wenigen Minuten geht. Mit dem Biofeedbacksystem messe ich die Herzratenvariabilität (HRV) aller Teilnehmer vor, während und nach den Übungen. Man sieht in Echtzeit, wie sich die HRV verändert. Innerhalb von wenigen Atemzügen wird die Darstellung auf dem Bildschirm von chaotisch und zickzackartig zu einer sehr viel harmonischeren, beinahe sinusartigen Kurve. Die Teilnehmer sind immer wieder verblüfft, zu sehen, wie wenig notwendig ist, um deutliche Veränderungen zu bewirken.

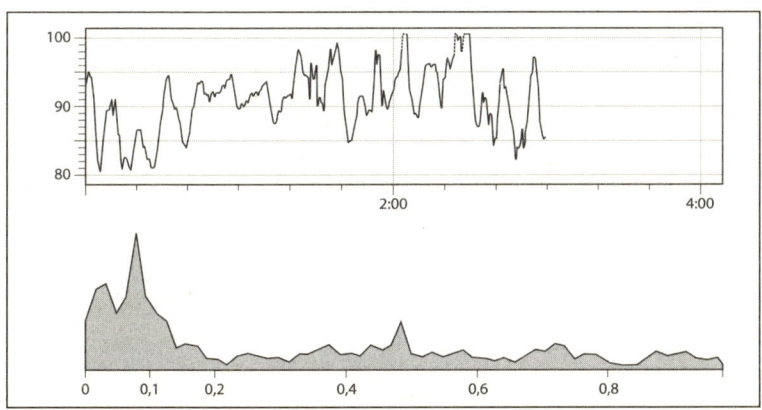

Herzratenvariabilität und Herzschlag-Muster bei einer 40-Jährigen zu Beginn eines Coachings

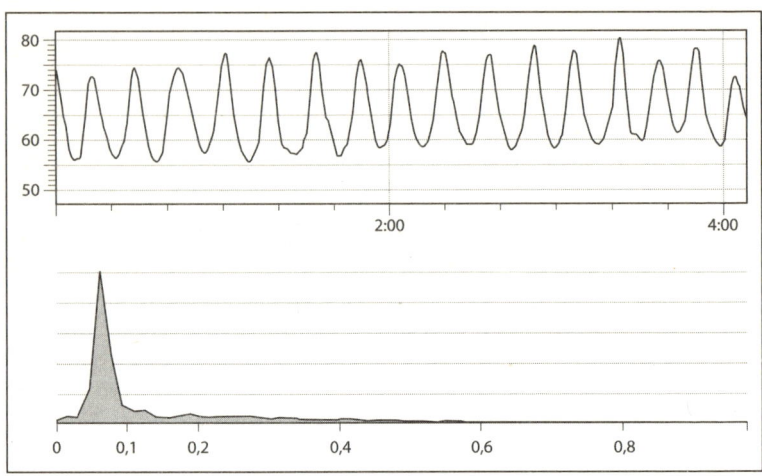

Herzratenvariabilität und Herzschlag-Muster bei der gleichen Person nach einigen Coachingstunden

Wussten Sie, dass ...

... über die Herzratenvariabilität eine entscheidende Verbindung zwischen emotionalen Zuständen und den Herzrhythmen besteht? Bahnbrechende Forschungsergebnisse des Institute of HeartMath® wurden 1995 im American Journal of Cardiology dazu veröffentlicht: Sie zeigen, dass positive emotionale Zustände wie Mitgefühl, Wertschätzung, Dankbarkeit ein gleichmäßiges und geordnetes Muster erzeugen. Die Forscher haben es »Kohärenz« genannt. Stressige emotionale Zustände wie Wut, Angst, Frustration lassen den Rhythmus des Herzens unregelmäßig bis chaotisch werden. Hier spricht man von »Inkohärenz«.

Übungen für Ihr Herz

Das ist mein Anliegen: Ihnen Übungen an die Hand zu geben, die leicht und jedem zugänglich sind, mit denen Sie gleichzeitig viel verändern und Ihr Wohlbefinden stark steigern können.

Schon eine einzige Übung reicht aus, um Ihnen eine neue Körpererfahrung zu verschaffen – und eine veränderte HRV. Um erste positive Resultate zu erzielen, müssen Sie nicht jahrelang üben. Es reicht, eine Übung erstmals auszuführen, Sie werden eine unmittelbare Veränderung bemerken. Und wenn Sie möchten, können Sie das auch mit einem Biofeedbacksystem beobachten. Notwendig ist es jedoch nicht: Die Veränderungen sind auch ohne Messgeräte spürbar und damit erkennbar.

Möchten Sie nicht nur punktuell Ihr Wohlbefinden steigern, sondern auch langfristig in Ihre Mitte kommen, dann empfehle ich Ihnen, regelmäßig zu üben. Um langfristige positive Veränderungen zu bewirken, sollten die Übungen aus dem Glücksmuskeltraining ein integraler Bestandteil Ihres Alltages werden – eine Gewohnheit wie das Zähneputzen. Das Ziel ist es, sich neue Gewohnheiten zu erschaffen. Wie bei allem, was neu gelernt wird, bilden sich neue neuronale Verschaltungen, neue Nervenverbindungen im Gehirn. Je häufiger Sie die Übungen durchführen, desto stabiler werden diese Nervenbahnen. Je mehr Sie üben, desto stabiler werden diese Verbindungen und die Handlungen werden mehr und mehr zur Gewohnheit. Das, was Sie einst bewusst und gezielt geübt haben, ist dann Teil Ihres Unbewussten geworden und Sie führen den Inhalt der Übung aus, ohne daran zu denken.

Übung 1:
Die Herzatmung

Diese Übung eignet sich sehr gut für den Einstieg ins Glücksmuskeltraining. Ich verwende sie häufig als eine der ersten Trainingseinheiten in meinen Seminaren. Durch die Herzatmung werden Sie Ihrem Körper gegenüber sensibler und können ihn besser wahrnehmen. Hier geht es darum, den Fokus auf das Herz zu richten und in das Herz hineinzuspüren. Ein kohärenterer, balancierterer Zustand stellt sich nach und nach ein. Achten Sie auf kleine Veränderungen in Ihrem Leben. Fällt Ihnen nach der Übung etwas leichter oder kommen Sie auf neue Ideen oder Lösungen für ein Problem? Das können Hinweise darauf sein, dass Sie eine Herzkohärenz erreicht haben. Bei der Übung geht es erst einmal »nur« ums Atmen und nicht so sehr um das Ergebnis, das man dann in einem bestimmten Gefühl messen kann. Es geht um ein absichtsloses Atmen. Die Herzatmung können Sie zu jeder Zeit ausführen. Da Sie damit jedoch schnell zur Ruhe gelangen, ist sie vor dem Schlafengehen besonders zu empfehlen.

Was Sie benötigen

Für die Herzatmung benötigen Sie nichts weiter außer Ihrer Motivation, etwas Zeit und einen Ort, an dem Sie sich gut entspannen können. Ein weicher Untergrund wie eine Yogamatte ist gut, aber genauso gut können Sie auch auf einem Stuhl üben.

Los geht's!
* Setzen oder legen Sie sich hin. Nehmen Sie eine für Sie bequeme Haltung ein.
* Lenken Sie Ihre Wahrnehmung auf die Atmung. Versuchen Sie dabei nicht, Ihre Atmung zu verändern, sondern atmen Sie, wie

Sie immer atmen. Nehmen Sie Ihren Atem nur bewusst wahr und lassen Sie die Luft ganz natürlich strömen. Während Sie sich auf Ihren Atem konzentrieren, werden Ihnen vermutlich viele Gedanken durch den Kopf gehen. Genauso können auch Gefühle auftauchen. Lassen Sie beides zu. Versuchen Sie nicht, Gedanken oder Gefühle zu unterdrücken. Bleiben Sie bei Ihrem Atem und nehmen Sie Ihre Gedanken und Gefühle wahr wie einen Kinofilm. Achten Sie allerdings darauf, nicht von Ihren Gedanken oder Gefühlen ergriffen zu werden. Für die Dauer der Übung sind Sie in diesem Film nur Zuschauer.

- Legen Sie als Nächstes beide Hände mittig auf die Brust und lenken Sie Ihre Aufmerksamkeit auf das Herz. Können Sie seine Schläge spüren?

- Stellen Sie sich vor, als ob der Atem durch Ihr Herz in den Körper strömt und alles in Ihnen versorgt. Mit der Vorstellung, durch Ihr Herz zu atmen, verstärken Sie die natürlichen Prozesse im Körper. Atmen Sie dabei etwas langsamer und tiefer als gewöhnlich. Verbleiben Sie für einige Minuten bei Ihrem Herzen und richten Sie danach Ihre Aufmerksamkeit wieder auf Ihre Umgebung. Sie können an dieser Stelle die Übung beenden oder mit dem nächsten Schritt weitermachen.

- Bleiben Sie mit Ihrer Konzentration bei der Atmung. Stellen Sie sich vor, dass Ihr Atem durch den gesamten Körper fließt. Als Bild hilft die Vorstellung einer sanften Meereswelle. Beim Einatmen strömt die Welle durch die Fußsohlen über die Beine hinein in den Leib und schließlich bis in den Kopf. Beim Ausatmen strömt sie vom Kopf durch den Körper hinab in die Füße und aus dem Körper heraus. Sie können das Tempo der Strömung selbst festlegen. Wenn Sie möchten, können Sie pro Einatmen und Ausatmen einen ganzen Wellenzyklus absolvieren. Wenn Ihnen langsame Wellen lieber sind, nehmen Sie sich die Zeit für mehrere Atemzüge. Machen Sie insgesamt fünf bis sechs Wiederholungen.

- Im letzten Schritt sammeln Sie Ihren Atem wieder in der Brust. Nehmen Sie immer stärker Ihre Umgebung wahr und fühlen Sie das Hier und Jetzt, um die Übung zu beenden.

Tipps & Hinweise

Indem Sie sich in aller Ruhe auf jeden Teil Ihres Körpers konzentrieren, entspannen sich Ihre Muskeln und Sie bringen sich in Kohärenz und damit mehr und mehr in Balance. Durch die gleichmäßige Atemwelle beruhigt sich Ihr Atem und Sie können Ihre Körpersysteme arbeiten lassen.

Die Herzatmung ist auch geeignet, um sich der Gegenwart stärker bewusst zu werden. Wenn Sie merken, dass Sie von negativen Gedanken oder Gefühlen fortgetragen werden, machen Sie die Herzatmung, um zu den angenehmeren Gefühlen zurückzufinden.

Übung 2:
Die Power-Pause

Nachdem Lamas getrunken oder etwas gefressen haben, wälzen sie sich gern im Sand. Dort machen sie dann eine kleine Pause, stehen wieder auf und gehen anderen Dingen nach. Das entspricht vom Effekt her ungefähr dem, was wir als Kurzschlaf kennen. In der Power-Pause nehmen Sie genau diesen Zustand ein, um in kurzer Zeit Energie aufzutanken. Das Ziel ist, sich so weit zu entspannen, bis der Moment kommt, in dem Sie einschlafen könnten. Mit dieser Übung können Sie unglaubliche Energiereserven aktivieren. Ich persönlich fühle mich nach fünf Minuten im »Power-Pausen-Modus«, als hätte ich fünf Stunden geschlafen.

Auf die Idee zur dieser Übung kam ich, als ich früher im Leistungssport bei Wettkämpfen nach Möglichkeiten zur kurzfristigen Erholung gesucht habe. Bei einigen Turnieren waren die Tage sehr lang. Um dennoch einigermaßen ausgeruht antreten zu können, musste ich Nischen finden, in denen ich mich schnell erholen konnte. Und so ist die Power-Pause entstanden: die ideale Übung für zwischendurch. Sie lässt sich deshalb prima in den Alltag einbauen.

Was Sie benötigen

Auch hier benötigen Sie keine bestimmten Hilfsmittel. Die Übung lässt sich im Stehen, Sitzen oder Liegen ausführen. Eine Yogamatte ist hilfreich, um eine bequeme Positionen auf dem Boden einzunehmen. Am besten wirkt die Übung in der freien Natur und zur Mittagszeit, wenn Ihr Biorhythmus sein Tief hat.

Los geht's!

* Nehmen Sie eine bequeme Position ein. Achten Sie darauf, nicht zu gemütlich zu sitzen, sonst schlafen Sie womöglich ein. Sie können auch die Kutscherhaltung einnehmen. Dafür setzen Sie sich zunächst aufrecht auf einen Stuhl. Nutzen Sie nur den vorderen Teil der Sitzfläche. Lassen Sie sich dann leicht nach vorn zusammensacken. Ihre Füße stehen fest auf dem Boden. Die Unterarme kommen auf den Oberschenkeln zum Liegen. Die Hände hängen locker an den Oberschenkelinnenseiten herunter und berühren sich nicht. Der Rücken verharrt in einer Position ähnlich der eines Katzenbuckels. Lassen Sie den Kopf nach vorn hängen.
* Entspannen Sie sich. Dafür können Sie verschiedene Methoden nutzen, auch die Herzatmung. Sie können aber auch langsam Ihren Atem rückwärtszählen. Zählen Sie von 10 bis 0 jedes Ausatmen.

- Die Augen sind bei dieser Übung geschlossen. Verbleiben Sie etwa fünf Minuten in dieser Position und achten Sie auf Ihren ruhiger werdenden Atem.
- Entspannen Sie sich so weit, dass Sie fast einschlafen würden. Spüren Sie den Moment, in dem Ihr Körper in den Schlafmodus wechseln möchte.
- Nutzen Sie diesen Zeitpunkt, um sich bewusst wieder der Gegenwart zuzuwenden und wach zu werden.

Tipps & Hinweise

Ich übe häufig in der Kutscherhaltung. In früheren Zeiten sollen die Droschkenkutscher diese Position eingenommen haben, als sie müde von ihrer Arbeit heimgekehrt sind. Die Pferde kannten den Weg, mussten also nicht geführt werden, und die Haltung war entspannend und stabil zugleich, sodass die Kutscher während der Fahrt nicht hinunterfallen konnten. Natürlich sind auch Abwandlungen möglich. Sie können beispielsweise den Kopf auf Ihrem Schreibtisch ablegen, sich hinlegen oder im Stehen irgendwo anlehnen. Wichtig ist eine entspannte, aber dennoch stabile Körperhaltung, um die Gratwanderung zwischen Wach- und Schlafmodus zu bestehen. Die Power-Pause kommt dem Zustand einer Trance gleich. Sie befinden sich nicht im Schlaf, aber auch nicht im typischen Wachzustand. Es kann sogar sein, dass Sie etwas träumen, ohne dabei zu schlafen.

Übung 3:
Die Verwurzelung

Ohne einen sicheren Stand, sind wir unserer Umwelt ziemlich hilflos ausgeliefert. Wir würden schnell ins Taumeln geraten und unser Gleichgewicht verlieren. Ein stabiler Stand ist deswegen das A und O. Er zeigt auch, wie gut Sie in Kohärenz sind. Sind Sie nämlich aufgebracht, eingeschüchtert, wütend, ängstlich, trotzig oder arrogant, so zeigen sich diese Zustände auch an Ihrem Körper – insbesondere an der Haltung. Wenn man Angst hat, zieht man die Schultern hoch und spannt die Muskeln an. Wenn man voller Wut und Aggression ist, neigt man dazu, in einer überspannten Körperhaltung zu stehen. Beide Zustände entsprechen nicht einer Kohärenz.

Ein ausgeglichener, in sich ruhender Mensch steht entspannt und dennoch fest mit dem Boden verbunden. Er ist wie eine Weide im Wind: unten stabil und oben weich und nachgiebig. Der Körperschwerpunkt schwebt unterhalb des Bauchnabels in der Körpermitte und gewährleistet eine sichere Haltung.

Nehmen Sie sich ruhig die Bäume zum Vorbild: Ihre Wurzeln reichen weit in die Erde hinein und versorgen den gesamten Baum mit Lebensenergie. Lehnen Sie sich einmal an einen großen Baum und spüren Sie dessen Standsicherheit. In der Nähe unserer Lamawiese gibt es zum Beispiel schöne, alte Buchen. Außerdem liebe ich riesige Mammutbäume. Diese Bäume zu berühren und mit ihnen eins zu werden, das sind für mich immer wieder magische Momente.

Lamas wirken so geerdet, als wären sie mit dem Boden fest verwurzelt. Deshalb haut ein Lama so schnell nichts um. Von meinen Tieren lerne ich im wörtlichen wie im übertragenen Sinne, mit beiden Beinen auf der Erde und im Leben zu stehen.

Was Sie benötigen
Die Übung lässt sich am besten in der freien Natur neben einem Baum ausführen. Aber Sie können auch drinnen einen sicheren und bewussten Stand üben, zum Beispiel an einer Wand. Sogar im Sitzen können Sie Ihre Verwurzelungsfähigkeiten verbessern.

Los geht's!
- Stellen Sie sich aufrecht hin. Ihre Füße stehen hüftbreit auseinander. Die Zehen zeigen nach vorn.
- Bleiben Sie für eine kurze Zeit so stehen und richten Sie Ihre Wahrnehmung auf Ihren Körper. Wie fühlt es sich an, so zu stehen? Fühlt sich der Körper an irgendeiner Stelle unwohl? Müssen Sie sich immer wieder bewegen oder können Sie für längere Zeit ganz ruhig dastehen?
- Stellen Sie sich als Nächstes vor, wie Wurzeln aus Ihren Füßen wachsen und ins Erdreich hineinranken. Diese Wurzeln sind das Bindeglied zwischen der Erde und Ihnen. Sie reichen so tief in die Erde, dass Sie nicht weggerissen werden können.

- Während der gesamten Übung atmen Sie ruhig ein und aus.
- Um nicht nur Ihre Füße, sondern den ganzen Körper zu integrieren, stellen Sie sich vor, dass auch Ihre Hände Kontakt bis in den Boden haben. Ihre Hände sind imaginär verlängert und lassen ähnlich wie die Füße Wurzeln in die Erde hinein wachsen. Sie sind nun mit allen Gliedmaßen fest mit dem Boden verbunden.
- Beenden Sie die Übung, indem Sie sich erst wieder auf Ihre Füße konzentrieren und dann auf Ihren Atem. Machen Sie fünf tiefe Atemzüge. Dehnen, recken und strecken Sie sich genüsslich.

Tipps & Hinweise

Bei der Verwurzelungsübung ist es hilfreich, die Augen geöffnet zu lassen, denn sonst kämen Sie relativ schnell ins Schwanken. Nachdem Sie sich in Ihrem Stand sicher fühlen, können Sie die Augen aber auch schließen. Das Übungserlebnis können Sie intensivieren, indem Sie sich an eine Wand oder einen Baum anlehnen. Dann ist der Halt schon da und Sie können sich besser auf die Visualisierungen oder die Körperreaktionen konzentrieren.

Auch wenn bei den bisher vorgestellten Übungen kaum Bewegungen stattfinden, sollten Sie den Wert dieser Praxis für Ihren Körper nicht unterschätzen. Gerade die Verwurzelung kann für Ihre Beinmuskulatur zu einer echten Herausforderung werden.

Übung 4:
Summen und Singen

Summen und Singen entspannen Körper und Geist. Beim Singen setzt der Körper Glückshormone frei. Dabei spielt es keine Rolle, ob die Töne richtig oder falsch sind. Es kommt auf die Schwingung an, die Sie mit Ihrer Stimme erzeugen. Sie versetzt den gesamten Körper in Bewegung. Die Vibrationen wirken wie eine Massage und sind ein gutes Training für Herz, Lunge und Zwerchfell. Besonders wohltuend sind tiefe Töne. Wenn Sie im Chor singen oder Gesangsunterricht nehmen, ist Ihnen vielleicht schon aufgefallen: Tiefe Töne entspannen nicht nur die Stimmbänder, sondern den ganzen Körper.

Wussten Sie, dass …
… Lamas eine eigene Sprache haben? Ja! Sie summen, wenn sie miteinander kommunizieren. Das klingt in etwa wie ein »Ommmmm«. Oder wie das genüssliche »Hmmmm«, das Kinder machen, wenn ihnen das Essen schmeckt. Daher spricht man auch von den summenden oder singenden Lamas. Wenn Sie in Kohärenz kommen möchten, machen Sie es wie die Lamas: »Hmmmm …«

Was Sie benötigen
Für diese Übung benötigen Sie lediglich einen ruhigen Raum, in dem Sie sich ungestört ausdrücken können. Sie müssen weder Mitglied in einem Chor sein noch ein Instrument spielen. Die Freude am Singen oder Summen ist völlig ausreichend.

Los geht's!
- Bringen Sie sich in eine bequeme Haltung und versetzen Sie sich in einen entspannten Zustand.
- Beginnen Sie zu summen. Tempo, Lautstärke oder Tonhöhe können Sie frei wählen. Sie können auch experimentieren und während des Summens die Tonlage oder das Tempo verändern.

• Singen Sie nun ein Lied. Suchen Sie sich für den Anfang ein einfaches Lied, vielleicht ein Kinderlied, aus. Sie können zunächst auch einzelne Töne summen. Gehen Sie dann zu anderen Liedern über und machen Sie so lange weiter, wie Sie daran Freude haben und es Ihnen guttut.

Tipps & Hinweise
Genau wie die Power-Pause können Sie diese Übung jederzeit ausführen: nach dem Aufstehen, vor dem Schlafengehen, während der Mittagspause, vor Ihrem Sporttraining oder bei Ihrem Nachmittagsspaziergang. Das Summen hilft auch, sich selbst zu beruhigen. Sollten Sie also einmal sehr aufgeregt sein, beispielsweise vor einer Prüfung oder einem wichtigen Kundengespräch, können Sie sich mit dem Singen oder Summen einer Melodie in Kohärenz versetzen. Was ich an dieser Übung besonders schätze, ist die Möglichkeit des individuellen Ausdrucks. Das Summen ist nämlich die Manifestation einer Melodie, die Sie innerlich hören.

Mit Bewegung im Rhythmus – mit Rhythmus in Bewegung

Die Herzatmung, die Power-Pause, die Verwurzelung und das Summen und Singen sind Übungen, mit denen Sie direkt auf Ihre Herzkohärenz einwirken. Diese können Sie aber auch indirekt beeinflussen: durch Bewegung.

Studien haben erwiesen, dass regelmäßiger Sport den Stresslevel deutlich reduziert. Das muss kein Leistungssport sein, moderate Bewegung reicht. Meine Übungen grenzen sich von herkömmlichen Sportübungen dadurch ab, dass sie mäßig ausgeführt werden. Das Prinzip des Leistungssports »No pain, no gain« ist hier fehl am Platz. Deswegen eignen sich die Bewegungsübungen auch für Menschen, die körperlich eingeschränkt sind.

Ergänzen Sie Ihr Glücksmuskeltraining durch regelmäßige, moderate Bewegung, wird sich das sehr günstig auf Ihre Herzratenvariabilität auswirken.

Übung 5:
Natürlich-kraftvolles Gehen

Das Gehen verrät – genau wie die Körperhaltung – viel über unser Innenleben: Sind Sie gerade schnell unterwegs? Sogar hektisch? Schleppen Sie sich lethargisch von Schritt zu Schritt? Um in Kohärenz zu kommen, müssen Sie sich nicht nur fest mit dem Boden verbinden, sondern auch Ihrem Gang einen eigenen Rhythmus verleihen.

Wussten Sie, dass …

… Lamas anders laufen als Menschen? Wie ihre großen Verwandten, die Kamele, laufen Lamas im »Passgang«. Sprich: Sie setzen das linke Hinter- und Vorderbein fast gleichzeitig auf. Und der Mensch? Der geht im »Diagonalschritt«. Das rechte Bein ist vorn, wenn der linke Arm nach vorn schwingt und umgekehrt – eben diagonal.

Der Passgang ist übrigens der Grund, warum Lamas beim Gehen leicht schwanken. Kamele nennt man nicht umsonst »Wüstenschiffe«. Und Lamas sind nichts anderes als Kleinkamele.

Was Sie benötigen

Für diese Übung benötigen Sie genug Platz, um einige Meter laufen zu können. Am besten gehen Sie dazu in einen Park oder in eine Grünanlage. Eine gute Alternative ist der eigene Garten, falls er geräumig genug ist. Sie könnten auch auf der Straße üben. Im Grünen allerdings und außerhalb des Alltags werden Sie sich deutlich freier und vor allem unbeobachtet fühlen.

Los geht's!

- Stehen Sie aufrecht und hüftbreit.
- Setzen Sie nun das rechte Bein langsam nach vorn und beobachten Sie, was dabei in Ihrem Körper geschieht. Wo startet die Bewegung? Wo endet sie? Gibt es Blockaden?
- Nachdem Sie das rechte Bein vorn abgesetzt haben, machen Sie einen Schritt mit dem linken Bein und spüren ebenso in die Bewegung hinein.
- Bewegen Sie sich nun in einem für Sie angemessenen Tempo vorwärts. Achten Sie auf einen gleichmäßigen Atem, der durch seine Ruhe und Tiefe beruhigend auf Ihren Gang wirkt.
- Konzentrieren Sie sich nach ein paar Schritten auch auf Ihre Arme und Schultern. Entspannen Sie sie und lassen Sie sie so locker wie möglich an Ihrem Körper schwingen. Die Arme pendeln in einer natürlichen Diagonalbewegung mit: Der linke Arm schwingt nach vorn, gleichzeitig mit der Vorwärtsbewegung des rechten Beins – Diagonalschritt, der natürliche Bewegungsablauf für uns Menschen, im Gegensatz zum Lama. Die Schultern bewegen Sie im natürlichen Fluss mit, und zwar in einer sanften Rotation.
- Suchen Sie nun nach einem Rhythmus, der zu Ihnen passt. »Passend« ist ein Gehen, das sich für Sie natürlich und schwungvoll anfühlt. Lassen Sie Ihren Körper gehen und beobachten Sie, was sich verändert.

Tipps & Hinweise

Das Besondere an dieser Übung ist, dass sie Ihnen die Möglichkeit gibt, Ihren natürlichen Rhythmus zu finden, um einen fremden Rhythmus, den Sie durch äußere Einflüsse eingenommen haben, zu verlassen. Je beschwingter und freier Sie gehen, desto entspannter ist Ihr Körper und desto leichter kommen Sie zu Ihrem eigenen Körpergefühl.

Übung 6:
Neue Bewegungen entdecken

Bewegung tut Körper, Geist und Seele gut. Und es verringert den Stresslevel und verbessert so die HRV. Also nichts wie rein ins Fitnessstudio? Ein Monatsabo kaufen, um jeden Tag eine Stunde an den Geräten zu arbeiten? Halt! Ich sage nicht, dass Sie Leistungssportler werden müssen, um gesund und glücklich zu leben. Ich sage auch nicht, dass Sie bestimmte Sportarten ausüben sollten, nur weil diese für Sie sinnvoll sind – zum Beispiel Schwimmen, um Ihre Rückenmuskulatur zu stärken, obwohl Sie gar nicht so gern im Wasser sind. Es gibt auch andere Sport- und Bewegungsarten, die gut für den Rücken sind und die Ihnen vielleicht auch Spaß machen. Das Wichtigste ist nämlich, dass Sie Freude beim Bewegen haben. Denn nur so werden Sie dranbleiben, nur so werden Sie sich regelmäßig bewegen und Ihre Herzratenvariabilität zuverlässig verbessern.

Damit Sie die Sport- und Bewegungsarten finden, die Sie mit Freude machen, sollten Sie regelmäßig neue ausprobieren. Einige Fragen, die Ihnen hierbei helfen können, wenn Sie bisher eher bewegungsarm gelebt haben:

- Welche Sportarten betreiben Ihre Freunde? Vielleicht gelangen Sie über einen Freund zu einer für Sie spannenden Sportart. Nicht zögern! Einfach ausprobieren!
- Erinnern Sie sich an Ihre Kindheit! Wie haben Sie sich am liebsten bewegt? Woran hatten Sie Freude?
- Welche Sportarten haben Sie früher gern gemacht? Als Sie Kind waren, war Ihr Körper noch weitgehend unbeeinflusst von äußeren Erwartungen oder Vorstellungen. Sie waren näher bei sich selbst. Finden Sie dorthin zurück!

Experimentieren Sie mit allen Arten von Bewegungen. Vielleicht kreieren Sie dadurch Ihre eigene. Aber auch wenn Sie Ihren Lieblingssport haben, hören Sie nicht auf, nach neuen Aktivitäten zu suchen. Freude an der Bewegung kann sich bei den unterschiedlichsten Sportarten zeigen. Und es wäre schade, auf bestimmte positive Empfindungen zu verzichten.

Freude am Entdecken

Ich habe Ihnen bisher vier Herzübungen und zwei Bewegungsübungen vorgestellt. Was für die Suche nach neuen Bewegungen gilt, gilt auch für diese Übungen: Experimentieren Sie! Forschen Sie! Finden Sie heraus, welche Übungen Ihnen besonders guttun und bei welchen Sie sich schwertun. Es ist nicht schlimm, wenn Ihnen etwas an meinen Übungen schwerfällt. Fangen Sie mit den Leichteren an, und wenn diese gelingen, können Sie sich langsam an die anderen herantasten. Meine Erfahrung ist, dass sie dann gar nicht mehr so schwer sind.

Sie können die Übungen auch gern Ihren individuellen Ansprüchen anpassen. Wichtig ist, dass Sie stets Freude an den

Dingen haben, die Sie zum aktuellen Zeitpunkt machen. Und natürlich sind Sie eingeladen, mit den Übungen die vielfältigsten Erfahrungen zu machen: Machen Sie sie an unterschiedlichen Orten, zu verschiedenen Zeiten, mit unterschiedlicher Intensität, gemeinsam mit dem Partner, in einer Gruppe oder allein. Das ist echtes Training – und es wird Ihre Herzratenvariabilität spürbar verbessern und dem Stress damit keine Chance mehr lassen.

DIE EMOTIONEN

Grau in Grau

Was würden Sie tun, wenn einer Ihrer Facebook-Freunde folgende Statusmeldung verfasst: »:-(Gestern ist mein Kater gestorben. Er war zwar schon sehr alt, aber ich hätte nie gedacht, dass es so schnell gehen kann. *schnief* Bin voll am Boden.«

Formal haben Sie zwei Möglichkeiten: Sie können den Post ignorieren oder die Kommentarfunktion von Facebook nutzen und antworten. Die Frage ist nur: Was würden Sie schreiben?

Naheliegend ist es, Beileid auszudrücken, Trost zu spenden oder zu versuchen, den Freund auf andere Gedanken zu bringen. Beileidsbekundungen sind in Todesfällen so ziemlich das Normalste von der Welt. Aber ich frage mich, wie viele davon wirklich ernst gemeint sind. Wie viele davon kommen von Herzen und wie viele sind nur ein Versuch, *irgendwas* zu tun, wovon man glaubt, es sei das Richtige?

Wenn ein Freund einen Angehörigen verliert, ist es vollkommen natürlich, Mitleid oder Trauer zu empfinden. Es kann aber genauso natürlich sein, gar nichts zu empfinden. Denn Empfindungen hängen von den Charaktereigenschaften und der momentanen Verfassung eines jeden Menschen ab.

Jeder erlebt jede Situation auf *seine* ganz eigene Art. Und seine Gefühle haben mehr mit ihm zu tun als mit der äußeren Situation selbst. Dennoch scheint es eine ungeschriebene Regel zu geben, die besagt, welche Gefühle in bestimmten Situationen angebracht sind – und welche nicht.

Tod? – Trauer.

Erfolg? – Beifall.

Hochzeit? – Freude.

Misserfolg? – Trost.

Und so weiter …

Wenn Sie diesen Regeln folgen, werden Sie sich aber in ein Dilemma hineinmanövrieren. Sie werden versuchen oder vorgeben etwas zu fühlen, was Sie nicht unbedingt wirklich fühlen. Klar kann es sein, dass Sie sich wirklich freuen, wenn Ihr Nachbar Ihnen erzählt, dass er heiraten möchte. Doch sobald Sie überlegen, welche Reaktion der Situation angemessen ist, denken Sie – und fühlen nicht mehr. Die Logik nimmt überhand, und schon haben Sie nicht mehr die Möglichkeit, wirklich zu fühlen. Und zwar schlicht und einfach, weil Sie Ihre Aufmerksamkeit auf das Denken fokussieren.

Statt sich der echten Gefühle bewusst zu werden, entstehen »Pseudo-Gefühle«, die im Grunde nur Gedanken sind. Ein stark verkopfter Mensch bleibt in seinen Gedanken hängen. Er kann schlecht oder gar nicht mehr spüren, was tatsächlich vor sich geht – der Kontakt zum Herzen fehlt. Das Handeln ist dann mit dem Fühlen nicht mehr im Einklang.

Dies ist aus zwei Gründen problematisch. Erstens sorgt so ein Verhalten für Irritationen bei den Mitmenschen. Man spürt, dass die Äußerungen und die Gefühle nicht zusammenpassen. Und zweitens lenkt man so die eigene Wahrnehmung von den Gefühlen weg. Dadurch entfremdet man sich schrittweise von den eigenen Gefühlen. So jemand bricht nach und nach den Kontakt zu seinem Herzen ab.

Daraus entsteht Selbstentfremdung auf drei Ebenen: Gefühle, Gedanken und Handlungen. Dabei kommt den Gedanken eine zentrale Rolle zu.

Wenn die eigenen Gefühle fehlen

»Mit einem kurzen Schweifwedeln kann ein Hund mehr Gefühl ausdrücken, als mancher Mensch mit stundenlangem Gerede.« So sieht es Louis Armstrong, der Jazztrompeter und Sänger. Und wirklich: Viele Menschen in unserer Zeit denken viel, reden viel – und nehmen ihre Gefühle nicht bewusst wahr. Dadurch werden die eigenen Emotionen immer scherenschnittartiger und einseitiger. Man dreht sich immer mehr um sich selbst, gefangen in den eigenen Ängsten, Hoffnungen, Sehnsüchten, in der eigenen Wut, die man vor allem verbal bearbeitet oder äußert. Was aber verloren geht, ist das Gespür für sich selbst, für Situationen oder für andere Menschen.

Das hängt auch mit den Denkmustern zusammen, die sich in unserer Konsum- und Leistungsgesellschaft entwickelt haben. Vieles in den Köpfen der Menschen kreist ausschließlich um Ängste, Ziele oder Probleme, mit denen sie sich tagtäglich beschäftigen. In manchen Bereichen der Gesellschaft geht es selten darum, sich mit anderen Menschen zu verbinden und Mitgefühl zu kultivieren. Dort geht es vielmehr darum, sich gegenüber anderen durchzusetzen und sich die Umwelt »untertan« zu machen.

Ständiger Druck, Stress, Ängste und Sorgen sind wie ein Hintergrundrauschen. Es ist, als würde man eine Folie, die alles grau erscheinen lässt, zwischen sich und den positiven Gefühlen halten. Je mehr uns Ängste plagen und wir im Stress sind, desto lauter wird das Rauschen und wir können unsere Gefühle nicht mehr differenziert wahrnehmen. So, wie dann leise Töne untergehen, können wir so feine, differenzierte Gefühle nicht mehr wahrnehmen.

Um überhaupt noch etwas spüren zu können, wenden sich manche Menschen Extremsportarten zu. Extremsportarten sind vielleicht deshalb beliebt, weil sie so starke Gefühle erzeugen, dass sie wie Neonfarben aus dem Grau der permanenten Anspannung herausstechen und wahrgenommen werden können. Wieder andere Menschen lassen sich von Trivialunterhaltung berühren, um sich von eigenen Problemen abzulenken. Die Inszenierungen der letzten großen Fußballweltmeisterschaften zeigen mehr als deutlich, wie sehr Sportereignisse gebraucht werden, um die extremen Gefühle, wie die Freude über einen Sieg oder den Kummer über eine Niederlage, zu erleben. Die feinen Zwischentöne der Gefühle im Alltag sind faktisch kaum noch vorhanden. Zum Beispiel ist es ein Unterschied, ob Sie einfach nur Wut empfinden oder ob Sie in dieser Wut Verbitterung, Eifersucht, Abgrenzung oder Streitlust erkennen können.

Versuchen Sie einmal, sich selbst oder einen anderen Menschen für längere Zeit zu beobachten. Halten Sie fest, welche Gefühle dieser Mensch oder Sie selbst immer wieder zeigen und wie diese Gefühle zum Ausdruck kommen. Wie ist es, wenn Sie sich ärgern? Spüren Sie Ärger als ein relativ homogenes Gefühl oder können Sie erkennen, dass es unterschiedliche Farbtöne gibt, mit denen der Ärger gefärbt ist?

Wie ist es mit den positiven Emotionen? Gerade die schönen Gefühle werden überschattet von latenter Angst, ständigem Druck und Alltagssorgen. Manche Menschen können überhaupt keine Freude mehr empfinden und suchen einen Ausgleich darin, Dingen nachzugehen, die Spaß machen. Aber Spaß und Freude sind nicht dasselbe. Sport im Fernsehen zu gucken, kann zum Beispiel Spaß machen. Aber Freude spüren wir, wenn uns etwas im Herzen berührt. Etwa selbst Sport zu treiben, auch oder gerade, wenn es anstrengend ist.

Wenn Gefühle nur eingeschränkt erfahren werden, findet neben dem Prozess der Selbstentfremdung auch eine Entfremdung von der Umwelt statt. Die emotionale Distanz zwischen den Individuen nimmt mit steigender Gefühlsarmut zu, weil die Fähigkeit zur Empathie fehlt. Woher sollen das Wissen und das Gespür stammen, wie jemand fühlt, wenn nur eine ganz geringe Auswahl an Gefühlen vorhanden ist und diese sich lediglich auf die eigenen und nur auf die extremen Gefühle beschränkt? Je mehr Sie kennen, desto mehr Handlungs- und Gefühlsalternativen haben Sie. Sie haben eine größere Farbpalette, eine breitere Variationspalette, um zu agieren oder zu reagieren.

Sie nehmen die Welt zu einem großen Teil über Gefühle wahr. Diese wirken unmittelbar auf Körper und Geist und eröffnen oder verschließen Handlungsalternativen. Einen Freund beim Motorradfahren zu beobachten, kann zum Beispiel Spaß oder Interesse auslösen. Und dafür sorgen, dass Sie Lust bekommen, auch mal mitzufahren. Angst vor dem riskanten Fahrstil kann wiederum zu Ermahnungen oder Sorgen führen und schließt womöglich den Versuch aus, sich auf das Motorrad des Freundes zu setzen. Emotionen steuern also das Leben und beeinflussen Entscheidungen. Wenn jemandem bloß vier oder fünf Gefühle bekannt sind, wie groß kann dann sein Entscheidungsfreiraum sein?

Eine eingeschränkte Emotionspalette –
das Ergebnis von Stress

Eine zentrale Ursache für eine reduzierte Gefühlswahrnehmung ist Stress. Dieser entsteht durch überzogene Erwartungen, die andere Menschen an Sie herantragen oder die Sie an sich selbst oder an andere haben. Wenn jemand eine Erwartung an Sie hat, also eine konkrete Vorstellung darüber, wie Sie sich zu verhalten haben, will er Sie nicht wirklich verstehen – er will Sie ändern, den eigenen Erwartungen anpassen. Dadurch kann er Sie aber nicht als Individuum, als Persönlichkeit sehen, sondern nur als Statisten, der eine Rolle übernimmt. Je starrer seine Meinung oder seine Vorstellung ist, desto festgefahrener werden seine Gefühle. Je festgefahrener, genormter und schablonenhafter die Gefühle sind, desto weniger kann er Sie wahrnehmen. Und desto enger wird sein Tunnelblick, der wiederum zu Stress und Überforderung führt.

Bei Stress hat der Mensch nur drei Möglichkeiten zu reagieren: Flucht, Angriff, Starre. Emotional dominieren die Überlebensgefühle (Angst) und weniger die Lebensgefühle (Freude). Die »bunten« differenzierten Emotionen, die wirkliche Lösungen ermöglichen, fehlen dann auf der Emotionspalette. Um differenzierte Gefühle zu erleben, also um zu leben statt zu überleben, hilft es, sich als Erstes vom Stress zu befreien.

Zum Beispiel haben einige Eltern genaue Vorstellungen davon, wie sich ihre Kinder in der Öffentlichkeit zu verhalten haben: brav und unauffällig. Werden die Kinder laut und aufmüpfig, dann fallen sie aus ihrer Rolle und enttäuschen oder beschämen die Eltern. Dabei muss das Problem gar nicht bei den lauten Kindern liegen. Kinder wollen sich ausdrücken, das Leben spüren, lernen, etwas erleben. Es gibt andere Eltern, die ihr Kind ermutigen, laut und extrovertiert zu sein. Aber auch hier kann es sein, dass diese Kinder nur den Erwartungen der Eltern entsprechen. Kinder müssen nicht dauernd laut sein, um ihre Persönlichkeit zu entwickeln und sich selbst zu spüren. Das Problem haben die Eltern, deren Vorstellungen nicht mit der Wirklichkeit übereinstimmen. Das erzeugt Druck, also Stress. Sie wollen die Kinder unbedingt wieder ins Raster drücken, ohne zu spüren, was für diese in der Situation gerade wichtig ist – was der Grund für die Lautstärke ist. Grenzen austesten? Gesehen werden wollen? Lebensfreude?

Emotionale Schmalspur als Einbahnstraße

Ein Bekannter von mir wünschte sich eine Freundin. Er hatte schon lange keine Beziehung mehr gehabt und wollte das ändern. Er traf immer wieder Frauen, die ihn interessierten, aber er verliebte sich nie. Verzweifelt wie er manchmal war, erzählte er mir, er sei für Beziehungen nicht geschaffen. Oder er sagte sich, dass er ein Pechvogel ist und nie die Richtige trifft.

Ich glaube aber, er konnte sich nicht verlieben, weil sein Herz verschlossen war. Die Tatsache, dass er keine Partnerin fand, lag nicht an den Frauen, die nicht passten, sondern daran, dass er keine tieferen Gefühle entwickeln konnte und an seinen negativen Glaubenssätzen, die wiederum negative Gefühle in ihm hervorriefen.

Ohne die Bereitschaft zu lieben, gibt es auch keine Liebe. Die Gefühle müssen entweder vorhanden sein oder sie brauchen Raum, Zeit und Offenheit, um sich entfalten zu können. Frauen oder Männer zu kontaktieren mit dem Wunsch, sich zu verlieben, das reicht einfach nicht. Zum Lieben braucht es

Offenheit, Neugier auf den anderen und Bereitschaft, das Gegenüber zu sehen. Diese Erfahrung musste mein Bekannter auch machen.

Das ganze emotionale Dilemma ist ein Teufelskreis: Solange Menschen nur die immer gleichen, wenigen Gefühle erfahren, können sie nur eingeschränkte Erfahrungen sammeln. Eingeschränkte Erfahrungen verstärken wiederum die emotionale Abstumpfung, weil die Erfahrungsinhalte immer nur die altbekannten Gefühle hervorrufen. Es fehlen die Impulse für Neues.

Vielleicht haben Sie von dem Amerikaner gehört, der sich ausschließlich von Pizza Margherita ernährt. Egal ob morgens, mittags oder abends: Auf seinem Speiseplan und in seinem Kühlschrank gibt es nur Pizza Margherita.

Ich persönlich mag Pizza sehr. Und ich stelle mir auch vor, wie ich eine Pizza Margherita beim besten Pizzabäcker der Stadt esse. Wenn sie so hervorragend schmeckt, kann ich mir auch vorstellen, dass ich am nächsten Tag wieder hingehen möchte. Und von da an jeden Tag. Die Frage ist nur: Schmeckt es am zweiten, dritten, vierten Tag noch genauso gut? Oder nach zwei, drei, vier Wochen? Natürlich nicht. Egal wie lecker diese Pizza ist: 99 Prozent der Menschen würde die Lust darauf gründlich vergehen, wenn sie sie täglich und ausschließlich essen müssten. Aber warum? Es ist doch der beste Pizzabäcker der Stadt … Ja, sicher. Aber selbst der besonderste und exquisiteste Geschmack wird alltäglich, wenn es keine Abwechslung mehr gibt. Sobald es nichts Neues mehr zu entdecken gibt, kommt die Gewohnheit ins Spiel. Und die macht aus einer vergleichsweise feinen Sache eine völlig langweilige Nummer. Grau in Grau eben!

So ist es auch mit den Gefühlen: Wenn Sie immer wieder die gleichen Gefühle spüren, verlieren Sie die Erinnerung an die Zwischentöne. Oder an ganz andere Gefühle. Und Sie können nicht entdecken, was Ihnen guttut und was nicht, weil Sie immer nur das Altbekannte fühlen. Das ist ungefähr so, als würden Sie einzig Ihr Heimatland kennen und hätten die Aufgabe, die Welt zu beschreiben. Ohne die Erfahrung anderer Länder, Völker oder Nationen können Sie keine Aussage über die Welt treffen. Sie müssten Ihr Land verlassen und Neues kennenlernen, um Ihren Horizont zu erweitern. Tun Sie das nicht, bleiben Sie nur bei dem, was Ihnen ohnehin schon vertraut ist. Das ist auch ein Grund, weshalb Menschen zum Spielball für andere werden können. Wenn sie nicht wissen, was ihnen guttut und was nicht, sind sie anfälliger für die Erwartungen und Vorstellungen von anderen. Sie können nicht ihre Einzigartigkeit leben, sondern verbiegen sich, nur um das zu tun, was andere wollen.

Der Weg zu einem glücklichen Leben besteht darin, sich selbst immer wieder neu zu erfahren. Es ist wichtig, die eigenen Gefühle wahrzunehmen und anzuerkennen, um die eigene Position in der Welt zu finden. Das ist mit dem Verstand nur begrenzt möglich. Nur die Gefühle sind authentische Mittler und verraten Ihnen, was Sie brauchen, was Sie ablehnen oder wonach Sie sich sehnen. Allerdings: Die eigenen Gefühle wahrzunehmen, heißt noch lange nicht, dass Sie ihnen blind folgen sollten. Die Gefühle zeigen Ihnen die Baustellen Ihres Lebens und laden dazu ein, sich stetig weiterzuentwickeln. Sie sind Ihren Emotionen nicht hilflos ausgeliefert. Ich erinnere mich an eine Situation in meinem Leben, in der ich zum Glück in der Lage war, gegen eine extrem starke Emotion zu handeln …

Die Angst vor dem Zahnarzt

Als es in meiner Wange immer wieder zog und jeder Bissen schmerzhaft war, wusste ich sofort: Ich muss dringend zum Zahnarzt. Der bloße Gedanke, dort auf dem Stuhl zu liegen, in das grelle Licht der Lampen zu blicken und hilflos zu warten, führte zu Schweißausbrüchen und Zitteranfällen.

Schon als Kind hatte ich Probleme mit meinen Zähnen und musste eine Zahnspange tragen. Das war ein fürchterliches Instrument. Sie war so gefertigt, dass sie nicht nur die einzelnen Zähne regulierte, sondern das ganze Gebiss weitete. Ich verspürte also einen ständigen Druck in meinem Mund. Um die Spangen zu setzen, mussten mir Zähne gezogen werden. Später sind mir mehrere Zähne abgebrochen. Meine Weisheitszähne konnten nicht vollständig ausgebildet werden. Ich musste operiert werden. Schließlich stellte sich eine Parodontose ein. So folgte ein Problem aufs Nächste und ich hatte jedes Mal eine riesige Angst vor dem nächsten Zahnarztbesuch.

Als ich die besagten Schmerzen hatte und spürte, wie es schlimmer und schlimmer wurde, wuchs auf der einen Seite meine Angst vor dem Zahnarzt. Auf der anderen Seite wusste ich, dass etwas getan werden musste, damit es mir wieder besser gehen konnte. Also beschloss ich, trotz meiner Ängste den Zahnarzt aufzusuchen – allerdings nicht ganz unvorbereitet. Ich habe meine Herzübungen gemacht und konnte so zu meiner eigenen Entspannung beitragen. Doch da waren noch immer die furchteinflößenden inneren Bilder vom Zahnarztstuhl, den grellen Lichtern und den Werkzeugen, mit denen der Arzt mich behandeln würde. Auch wenn die Angst durchaus real war, so wusste ich doch, dass es ganz allein meine Entscheidung war, woran ich dachte und welche Bilder ich vor meinem

geistigen Auge sehen würde. Also habe ich eine Art Umpro-
grammierung gestartet. Statt immer nur an die negativen Bilder
beim Zahnarzt zu denken, habe ich mich warmen, wohligen
Gedanken und Gefühlen zugewandt: Sonne, Urlaub, Erholung – eben alles, was aufheitert und gute Stimmung bereitet.

Mit dieser mentalen und emotionalen Vorbereitung – dazu
gehörte auch, dass ich mir bewusst einen Zahnarzt gesucht
habe, dem ich vertraute – habe ich es geschafft, dass mich meine
Angst nicht hinderte, die nötigen Untersuchungen und Behandlungen machen zu lassen. Entscheidend war der Punkt
zwischen der Wahrnehmung meines Zahnschmerzes und der
Entscheidung, zum Zahnarzt zu gehen. Da hatten mich meine
Gefühle voll im Griff. Ich musste etwas tun, um nicht aus
Angst vor dem Zahnarzt wichtige Behandlungsschritte zu vermeiden. Ich bin sehr froh, dass ich damals gehandelt habe, denn
es zeigte sich eine heftige Entzündung. Der Zahn musste gezogen werden. Das war ein persönliches Horrorerlebnis. Aber
mein Zahnarzt hat alles professionell erledigt. Hätte ich auf
meine Angst gehört, wäre ich nicht hingegangen. Die Entzündung wäre unentdeckt geblieben und im besten Fall hätten
sich Eiter und Abszesse gebildet. Bei Zahnentzündungen sind
ja noch viel gefährlichere Probleme möglich! Die Entzündung
hätte sich auf meinen gesamten Körper auswirken können.
Zähne hängen mit den inneren Organen eng zusammen. Es
hätte sogar zu Vergiftungen kommen können.

Sie sehen: Neben der wenig differenzierten Gefühlswelt
sind starke negative Gefühle wie zum Beispiel Ängste ein Fak-
tor, der das Leben stark einschränken, ja sogar gefährden kann.
Angst wirkt immer blockierend. Was Ihnen in so einem Fall
helfen kann ist, dass Sie sich klarmachen: Ihre Angst ist etwas,
was in Ihrem Kopf entsteht. Sie fürchten sich nicht vor einer

realen Bedrohung, also vor einer akuten Gefahr für Leib und Leben, sondern vor einer Vorstellung von Bedrohung. Hätte ich die Angst mit der Bedrohung verwechselt, dann wäre ich nicht zum Zahnarzt gegangen und hätte damit unbewusst den Weg in die echte Bedrohung – nämlich eine ernste Krankheit – gewählt.

Dabei sind die negativen Gefühle an sich nicht verkehrt. Sie gehören dazu, sind Teil unseres Lebens und unseres Fühlens. Deswegen sollten Sie sie auch unbedingt zulassen und nicht etwa unterdrücken. Der Punkt ist, sich negativen Gefühlen nicht gänzlich auszuliefern. Sie können wie jeder auch mal traurig oder wütend oder ängstlich sein, aber manche Menschen haben die Tendenz, unverhältnismäßig häufig Trauer oder Wut oder Angst zu empfinden und das ist ganz sicher weder gesund noch erstrebenswert.

Die Frage ist: Wie sollen wir denn dann konkret mit negativen Gefühlen umgehen?

Negative Gefühle – wenn Wolken vor der Sonne stehen

Gefühle kommen und gehen. Sie sind wie Wolken. Sie ziehen vorüber. Und dieser Prozess sollte nicht unnötig gestört werden. Deshalb sollten Sie nicht in den negativen Gefühlen verharren. Viel wichtiger ist es, die Gefühle wahrzunehmen, in sich zu gehen und zu fühlen, was diese Emotionen auslösen. So können Sie viel über sich selbst lernen. Würden Sie dagegen in den negativen Gefühlen stecken bleiben, könnten Sie nichts anderes wahrnehmen als eben diese Empfindungen. Das wäre Quälerei und würde alles nur verschlimmern.

Wenn Sie aber glauben, dass Sie aufkommende Gefühle mithilfe der Gedanken »wegsteuern« könnten, dann irren Sie. Dies ist von vornherein zum Scheitern verurteilt. Wenn Sie sich beispielsweise vornehmen, dass Sie sich nicht ärgern wollen und sich immer wieder sagen: »Ich darf mich nicht ärgern. Ich darf mich nicht ärgern. Ich darf mich nicht ärgern«, dann üben Sie Druck auf sich selbst aus. Statt einfach etwas zuzulassen, was in einer Situation entsteht, wollen Sie sich dagegen wehren. Das führt dazu, dass das Gefühl des Ärgers verstärkt wird. Es kommt vielleicht nicht unbedingt in der jeweiligen Situation zum Ausdruck, obwohl Sie dort vielleicht schon Ärger empfinden, aber mit Sicherheit kommt die Aggression woanders raus. Vielleicht kommen Sie von einem Ärger erregenden Gespräch mit Ihrem Chef nach Hause und weil Sie den Ärger Ihrem Chef nicht zeigen wollten, schimpfen Sie zu Hause als Erstes Ihren Partner an, der gar nicht weiß, was er falsch gemacht hat.

Angst, Ärger, Wut, Hass, Neid, Eifersucht oder Missgunst sind Gefühle, die in einem gewissen Rahmen normal sein können, aber keinesfalls förderlich für das Leben sind. Sie schaden uns und unseren Mitmenschen, weil sie das Ego in den Mittelpunkt rücken und den Tunnelblick fördern. Sie aber krampfhaft zu unterdrücken, würde sie nur noch verstärken. Wie mächtig solch ein Gefühl werden kann, zeigen die vielen Angststörungen, die es heutzutage gibt.

Wenn jemand zum Beispiel große Angst vor Hunden hat und sich nicht in die Nähe der Tiere traut, so wird sein Leben allein schon dadurch eingeschränkt, dass er jedes Mal, wenn er einem Hund begegnet, die Straßenseite wechselt oder Umwege in Kauf nimmt, nur um die Begegnung mit dem Tier zu vermeiden. Im extremen Fall wäre dieser Mensch nur mit seiner Angst beschäftigt und kaum in der Lage, seinen Lebensalltag sorglos zu gestalten. Obwohl objektiv keine Gefahr bestünde, wäre er so von den Gedanken an potenzielle Gefahrenszenen beherrscht, dass er nahezu überall vermeintlich reale Gefahren sehen würde. Allein schon der Gedanke an eine Konfrontation mit einem Hund kann extrem viel Stress auslösen; man wird zum Gefangenen der eigenen Gefühle, ausgelöst durch angstmachende Gedanken.

Negative Gefühle führen zur Ausschüttung von Stresshormonen. Steigert man sich in diese negativen Gefühle weiter hinein, werden mehr und mehr Stresshormone freigesetzt.

Ein typisches Beispiel hierfür ist der Straßenverkehr. Stellen Sie sich vor, Sie fahren hinter einem extrem langsamen Auto her. Sie haben es eilig und wollen unbedingt überholen. Doch das klappt nicht. Entweder kommt immer wieder Gegenverkehr oder Sie können die Strecke nicht einsehen und kein Überholmanöver starten. Der Blick auf die Uhr verrät Ihnen, dass Sie unbedingt Gas geben müssen, um noch pünktlich bei Ihrem Termin zu sein. Doch vergebens, das Auto vor Ihnen blockiert die Straße. Die Verlockung, über die Situation zu schimpfen, ist groß. Wer hat nicht schon mal einen langsamen Fahrer als »Schleicher« bezeichnet und dabei Wut empfunden? Im eigenen Auto kann man schon mal schimpfen. Die anderen hören es ja nicht. Also flucht man über die Verkehrslage und ärgert sich, nicht voranzukommen. Der Ärger wird damit in gewisser Weise kultiviert.

Aber mal ehrlich: Wurde jemals ein Verkehrsproblem wirklich durch Fluchen und Schimpfen aufgelöst? Ärger oder Hass haben jedoch starke Auswirkungen auf die Physiologie des Menschen. Das denkende Gehirn wird abgeschaltet, und man wird schneller als einem lieb ist »blind vor Wut«, was im Straßenverkehr tödlich enden kann.

Gefühle wecken

Menschen, die in ihren Sorgen und Ängsten gefangen sind, bemerken gar nicht, wie oft sie negative Gefühle empfinden, wodurch diese ausgelöst werden oder mit welchen Reizen sie im Zusammenhang stehen. Denken Sie nur an die Macht der Medien, die Gefühle der Zuschauer über Bilder, Worte, Nachrichten und Film zu steuern.

In den Nachrichten werden vorwiegend schlechte oder dramatische Ereignisse dargestellt. Die mediale Inszenierung internationaler Krisen oder Konflikte vermittelt uns ein negatives Weltbild. Darauf stellen wir uns ein, wir »eichen« unsere Gefühlsskala, sodass wir die Berichte über Gewaltverbrechen, Hungerkatastrophen oder Naturunglücke überhaupt nicht mehr als Kummer erleben, sondern höchstens zu einem Seufzen oder Achselzucken vor dem Fernseher bereit sind. Ähnlich verhält es sich mit Spielfilmen, bei denen extreme Gefühlsregungen gekonnt inszeniert werden.

Die beiden Grundprobleme, ein einseitiges Gefühlsleben und ein Verstricken in negativen Gefühlen, bedingen sich gegenseitig. Irgendwann will man einfach keine negativen Gefühle mehr erleben. Am liebsten gar nichts mehr fühlen. Die Folge: Wir werden immer emotionsloser. Weil dies aber auch keine tatsächliche Lösung ist, steigt permanent die Unzufriedenheit.

Was tun? Möglichkeiten finden, die Gefühle wieder zu wecken. Ein Weg, den ich bei meiner Arbeit verwende, ist, die Lamas dafür einzusetzen.

Dazu eine Geschichte: Neulich kam eine Gruppe zu uns für einen Betriebsausflug, bei dem die Teilnehmer mit einer Lamawanderung überrascht wurden. In diesem Team war es üblich, dass jedes Jahr zwei andere Kollegen den Ausflug planen. Alle anderen wissen vorher nicht, was an dem Tag passieren wird. So auch diesmal. Einige Leute standen unseren Angeboten erst mal distanziert gegenüber und beobachteten alles aus kritischer Distanz. Die Körpersprache zeigte Verschlossenheit. Eine dieser Personen war ein Mann, der besonders gelangweilt schien. Er stand etwas abseits der Gruppe und hörte nur mehr oder weniger zu. Außerdem machte er einige ironische Bemerkungen. So kommentierte er, was er bei den Lamas solle, Tiere seien nicht so sein Ding. Bevor wir mit den Tieren loswandern, bieten wir unseren Besuchern an, sie auf der Weide kennenzulernen, und stellen die einzelnen Lamas vor. Der Mann kam mit den anderen mit auf die Weide. Zu Beginn stand er noch immer distanziert und eher zurückhaltend da. Doch beim ersten Kontakt mit einem der Lamas veränderte sich schlagartig seine Körperhaltung. Er ließ seine Schultern sinken, entspannte sich und begann zu lächeln. Das Lama hat ihm in nur einem Augenblick die Blockadehaltung genommen, einfach dadurch, dass es sich unvoreingenommen für den Besucher interessiert hatte und sich ihm vertrauensvoll näherte. Die freundliche Haltung des Lamas hatte es dem Mann ermöglicht, aus seiner Starre der negativen Gefühle auszubrechen.

Die ganze Palette

An Brittas Wohnung kann ich mich noch sehr gut erinnern. Dabei war ich nur ein einziges Mal dort. Und das ist ungefähr 25 Jahre her.

Britta kenne ich aus meiner Abiturzeit am Ruhrkolleg. Das Besondere an ihr: Während ich sie anfangs lebendig, neugierig und voller Tatendrang erlebt hatte, wurde ihre Laune mit jedem Monat immer bedrückter – und sie selbst immer ideenloser und gleichgültiger ihren Mitschülern und sogar ihren Lieblingsfächern gegenüber. Ich fragte mich, warum sie sich so zurückzog und abkapselte. Woher kam ihr zunehmendes Desinteresse?

Eines Tages hatte ich nach der Schule noch eine Verabredung – ganz in der Nähe ihrer Wohnung. Und so fuhren wir gemeinsam in dieselbe Richtung. Es war ein kalter, regnerischer Tag. Und weil ich noch gut Zeit hatte, lud sie mich zu einem Tee bei ihr ein.

Was ich dann jedoch sah, erweckte nicht nur mein Mitgefühl, sondern gab mir auch einige Antworten auf meine Fragen.

Britta war bei ihren Eltern ausgezogen und wohnte nun in einer muffigen kleinen Souterrainwohnung an einer Straßenkreuzung. Heute würde man sie eher als Keller bezeichnen, so dunkel, eng und ungemütlich war sie.

»Wie lange wohnst du schon hier?«, fragte ich sie.

»Sechs Monate«, antwortete Britta bedrückt.

Dann kam heraus, dass es ihr in dieser Wohnung überhaupt nicht gut ging. Gleich nach dem Umzug hatte sie mit Müdigkeitserscheinungen zu kämpfen. Außerdem erzählte sie, dass sie schlecht schläft, weil es laut ist und Passanten nachts an der Ampelkreuzung direkt vor ihrem Schlafzimmerfenster stehen und quatschen. Denn von hier aus trennen sich die Wege zu zwei verschiedenen Stadtteilen. Aber was solle sie machen? Eine andere Wohnung könne sie sich nicht leisten. Schon diese hier bezahlt sie nur mit Mühe und Not und unter Einsatz aller Kräfte. Am Ende des Tages sei sie total erschöpft. Dann kommt sie nach Hause und ist zu nichts mehr zu gebrauchen. Ausgehen? Freunde treffen? Hat sie früher gern gemacht. Aber inzwischen freut sie sich, wenn sie sich einfach nur einen Leseabend machen kann.

Als ich ihre Wohnung verließ und von der anderen Straßenseite noch mal zurückschaute, sah ich, wie das gesamte Gebäude – und das war wirklich hoch – gewissermaßen auf ihrer Wohnung lastete.

Und dachte mir: Wie erdrückend ist das alles!

Das Heft in der Hand

Harte Lebensumstände führen zu Verbitterung? Nein, das war nicht meine Antwort auf die Frage, warum Britta sich in den letzten Monaten immer mehr eingekapselt hatte. Klar, der Zusammenhang zwischen der Wohnung und ihrer Antriebslosigkeit war mir sofort ins Auge gesprungen. Von ihrer Position aus konnte sie keine andere Lösung sehen. An dem Abend tauschten wir uns noch lange darüber aus. Ich erzählte ihr meine Wahrnehmungen und im freundschaftlichen Gespräch entwickelte sie ein paar Lösungsideen. Der herkömmliche Umgang mit einer unangenehmen Lebenssituation ist: Man arrangiert sich damit. Das passiert besonders häufig, wenn die Umstände sich schleichend verschlechtern – immer nur gerade so viel, dass man es aushält und dabei bleibt. Am Ende fühlt man sich ganz unten und fragt sich, wie es dazu kommen konnte.

Dieser Zustand des »Sich-arrangiert-Habens-ohne-wirklich-wirklich-zufrieden-zu-sein« lässt sich im Alltag an Sprachmustern erkennen wie diesen Antworten auf die einfache Frage »Wie geht es dir?«:

- »Alles okay.«
- »Ich kann nicht klagen.«
- »Es könnte alles schlimmer sein.«
- »Was muss, das muss. Und selbst?«
- »Na ja, bald ist wieder Wochenende.«

Das Arrangieren führt zu einer chronisch latenten Unzufriedenheit. Der Alltag ist grau. Da ist eine unbestimmte Sehnsucht, die manchmal versucht, sich Bahn zu brechen, und wenn die negativen Gefühle lange genug verdrängt oder schöngeredet werden, kommt irgendwann Verbitterung dazu.

Warum also arrangieren sich so viele? Warum nehmen sie unangenehme Situationen hin, auch wenn sie ihnen nicht recht sind? Weil sie meinen, keine Alternative zu haben! Und manchmal gibt es tatsächlich keine. Manchmal aber gäbe es sie – sie wissen nur nicht, wie sie sie finden können. Hier die verblüffende Antwort: Alternative Handlungsspielräume und Ideen für andere Lebensentwürfe können Sie entdecken, wenn Sie Ihre Gefühle verändern. Wenn Sie anfangen, verkrustete Emotionen aufzubrechen und Ihrer Sehnsucht und Ihren Hoffnungen folgen. Deshalb: Werden Sie Meister Ihrer Gefühle!

Was meine ich damit?

Auslieferungsabkommen mit den Gefühlen

Gibt es einen verknöcherteren, giftigeren alten Mann als Ebenezer Scrooge aus Charles Dickens »Eine Weihnachtsgeschichte«? Er ist vollkommen verbittert. Gier, Arbeitssucht und Einsamkeit bestimmen seine Gefühle. Er kann selbst an Weihnachten, dem Fest der Liebe, nicht anders, als griesgrämig andere Menschen zu erschrecken. Seine Gefühle nehmen ihn so gefangen, dass ihn das Lachen und die Vorfreude auf Weihnachten um ihn herum nur noch wütender und aggressiver machen. Er ist seinen Gefühlen so vollständig ausgeliefert, dass Dickens ihm nur noch drei Nächte lang den Geist der Weihnacht höchstpersönlich schicken kann, damit sich Ebenezer Scrooges Herz schließlich erweicht. Was in Film und Theater meist besonders inszeniert wird, wird im realen Leben oftmals als Tatsache angenommen: Wir können nichts gegen unsere Gefühle unternehmen.

So wie Staaten untereinander Auslieferungsabkommen abschließen, um verfolgte Kriminelle in das Land auszuliefern, in dem ihnen der Prozess gemacht werden soll, so scheinen Menschen einen Vertrag mit ihren Emotionen zu unterschreiben. Den Vertrag, sich ihnen auszuliefern.

Sind Sie auch der festen Überzeugung, keinen Einfluss auf Ihre Emotionen zu haben? In der Schule lernen Kinder, dass Gefühle durch bestimmte physiologisch-chemische Reaktionen entstehen und entsprechend biologisch determiniert sind. Wenn ich mich schlecht fühle, dann ist das so. Was kann ich schon tun? Schließlich sind die Umstände, wie sie sind. Ich kann sie nicht ändern, deshalb bleiben die Gefühle, wie sie sind.

Wenn jemand in einer unschönen Wohnung lebt, weil er kein Geld hat und darin unglücklich ist, dann ist das eben so. Muss er akzeptieren. Was gibt es daran zu rütteln? Schachmatt! Da hilft alles nix.

Und das ist der Logikfehler! Zwar stimmt es, dass Sie gewisse Dinge akzeptieren müssen. Aber es gibt auch Dinge, die Sie verändern können. Dinge, die nur darauf warten, dass Sie sie in die Hand nehmen. Und eines dieser Dinge sind Ihre Gefühle.

Es stimmt schon, Sie können nicht immer beeinflussen, was um Sie herum geschieht. Aber Sie können entscheiden, wie Sie mit den äußeren Umständen umgehen. Dazu gehört auch der Umgang mit aufkommenden Gefühlen, besonders mit den negativen.

Diese können das Leben nämlich enorm einschränken. Unwohlsein, Wut, Angst, Hass, Neid oder Missgunst begrenzen Ihr Wahrnehmungsfeld. Die Folge: Sie sehen die Welt nicht mehr, wie sie ist. Sie blicken nur noch durch die Brille des Zorns, der Gier, der Eifersucht oder der Angst. Das erschwert es, gute, intelligente Entscheidungen zu treffen und jene Dinge in Ihr Leben zu holen, die Ihnen guttun. Dinge, die Sie in Ihrem Lebensausdruck fördern. Alle Entscheidungen, die Sie treffen, werden durch die negativen Gefühle bestimmt. Anstehende Probleme können Sie auf diese Weise nicht optimal lösen, denn Sie sehen weder alle Handlungsalternativen noch können Sie das Ausmaß Ihres Handelns gut einschätzen.

Negative Gefühle erzeugen Stress. Und Stress behindert eine intelligente Lösungsfindung. Vielleicht stehen Sie mit Ihren Gefühlen hilflos vor einem Problem und meinen, dass es dafür keine Lösung gäbe. Dabei liegt die Lösung möglicherweise direkt vor Ihnen. Nur können Sie sie nicht erkennen. Sie sind in dieser Emotion einfach blind dafür.

Wenn Sie zum Beispiel eine ständige Wut auf Ihren Arbeitgeber haben und in Ihren Gedanken nur damit beschäftigt sind, wie unverschämt der Chef zu Ihnen ist, dann fehlt Ihnen die Energie, nach kreativen Lösungen zu suchen. Vielleicht würde ein Gespräch mit Ihrem Vorgesetzten unter vier Augen so manches Problem in Luft auflösen. Oder Sie sehen sich nach anderen, aufregenderen Arbeitsalternativen um, vielleicht sogar im Ausland? Möglicherweise bekommen Sie noch ganz andere Ideen: Sie stellen Ihren Traum auf wirtschaftlich solide Füße und machen sich damit selbstständig. Wie auch immer die Lösung aussieht: Sie will entdeckt werden. Und dies gelingt nicht, wenn Sie sich nur auf einen Teilaspekt des Problems konzentrieren, weil Ihre Gefühle Sie beherrschen und Ihre Kreativität einschränken.

Negative Emotionen und Stress begrenzen unsere Sicht und behindern so auch die Auswahlmöglichkeiten für unsere Lebensentwürfe. Wie wollen Sie wissen, was für ein Leben Sie führen möchten, wenn die ganzen bunten Alternativen in Ihrem Wahrnehmungsbereich überhaupt nicht vorhanden sind? Ihnen würde vor allem eines fehlen: die Vorstellungskraft. Kann jemand ein Huhn als Huhn erkennen, ohne zuvor eines gesehen zu haben? Kann jemand, der noch nie seine Stadt verlassen hat, ernsthaft sagen, dass seine Stadt die beste aller Städte sei? Er hat noch nie andere Städte gesehen, er weiß nicht, wie es ist, in anderen Städten zu leben. Er kennt ja nur die eine. Möchte er wissen, ob er wirklich in der besten aller Städte lebt, bleibt ihm nichts anderes übrig, als die Heimat zu verlassen und andere Städte zu erleben.

Übertragen auf die Gefühlswelt bedeutet das: Wenn Sie gern ganz neue Lebenssituationen erleben würden, wenn Sie besser, schöner, erfüllter und leichter leben möchten, dann ist es Ihr mächtigster Hebel, neue, andersartige Gefühle zu erleben. Doch wie geht das? Natürlich nicht auf Knopfdruck!

Wussten Sie, dass ...
... bis zu 70 Prozent unseres Energiehaushaltes von Emotionen beeinflusst werden?

Gefühle, eine Herzensangelegenheit

Sagen Sie mal einem niedergeschlagenen Menschen, er solle sich doch einfach mal freuen! Niemand ist seinen Gefühlen ausgeliefert, habe ich gerade geschrieben. Und ich bleibe dabei. Damit möchte ich aber nicht sagen, dass Sie sich in den Kopf setzen können, sofort gut drauf zu sein, und es wird mit einem Fingerschnippen funktionieren. Egal, wer diese Aufforderung ausspricht: Ein Niedergeschlagener kann nicht auf Kommando sein Gefühlsleben umkrempeln. Für ernsthafte Veränderungen bedarf es eines Hebels. Eines Impulses, der stark genug ist und der an einer Stelle ansetzt, die tatsächlich etwas in Bewegung setzt.

Verändere deine Emotion und du veränderst dein Leben!

Schon der Begriff besagt, Emotionen sind der Motor aller Handlungen. Das Französische *émotion* bedeutet so viel wie »Erregung«. Sein lateinischer Ursprung *emovere* bedeutet übersetzt »herausbewegen«. Und *movere* bedeutet – genauso wie das Englische *move* – »bewegen«. Mit anderen Worten: Bewegung und Emotion hängen eng zusammen.

Wenn Sie im Sommer ein Eis essen wollen, dann bewegen Sie sich auf ein Eiscafé zu, weil Sie mit der Vorstellung, ein Eis zu essen, angenehme Gefühle verbinden. Die Gefühle steuern Ihre Handlung. Wenn Sie also an einem heißen Sommertag das Bedürfnis nach Eis verspüren, fokussieren Sie Ihre Wahrnehmung darauf, möglichst schnell ein Eiscafé zu finden. Dadurch wird Ihre Wahrnehmung auf das selektive Feld »Eiscafé« eingeschränkt. Eine Emotion löst eine »motion« aus.

Und wo ist der Sitz der Emotionen? Im Körper, und viele der Emotionen machen sich im Herzen bemerkbar. Alles, was Sie erleben, ob es in Ihnen vor sich geht oder in Ihrer Umwelt, nehmen Sie über die Gefühlsebene wahr. Wenn es Ihnen daher gelingt, auf Ihr Herz einzuwirken, können Sie Ihre gefühlsgesteuerte Wahrnehmung verändern, weil das Herz in enger Verbindung mit den Körpersystemen steht. Das ist der Hebel, mit dem Sie Ihre Emotionen wandeln und mit dem Sie sich letztlich *bewegen* können. Die bewusste Arbeit mit dem Herzen erweitert den Umgang mit negativen Gefühlen und eröffnet neue Wahrnehmungsfelder, die ihrerseits neue Erfahrungen begünstigen.

Menschen, die sich wiederum ihren Gefühlen gegenüber verschließen, leben häufig mit verschlossenem Herzen und sind unerreichbar. Nichts und niemand kann von außen an sie herantreten. Sie sehen die Welt nur mit ihren Augen, aber nicht mit dem Herzen. Dabei sagte schon Antoine de Saint-Exupéry: »Man sieht nur mit dem Herzen gut.«

Allerdings ist es oftmals gar nicht so einfach, die Gefühlsebene zu erfahren. Gerade negative Gefühle sind nicht immer sofort erkennbar. Sie sind nur latent da und äußern sich lediglich in impulsiven Aggressionen oder scheinbar unbegründeter Antriebslosigkeit. Mit Ihrem Herzen haben Sie aber einen exzellenten Lebensberater, der Ihnen, wenn Sie ihn gut trainieren, sehr zuverlässig anzeigt, was Ihnen guttut und was nicht. Sie müssen ihn nur zu Wort kommen lassen. Vertrauen Sie Ihrem Herzen und Ihr Leben wird sich zum Positiven verändern. Und so geht das:

Annehmen statt ablehnen

Der erste und wichtigste Schritt, sich aus dem Teufelskreis emotionaler Armut und negativer Gefühle zu befreien, besteht darin, alle aufkommenden Gefühle wahrzunehmen – egal ob sie Ihnen gefallen und gerade in den Kram passen oder nicht. Es bedeutet, sich nicht vor ihnen zu verstecken, sie nicht weghaben zu wollen, sie nicht zu bekämpfen. Denn so ein Kampf kann nur verloren werden. Die Gefühle sind schließlich da. Und sie werden nicht weggehen, nur weil Ihr Verstand das möchte.

Klar, es erfordert Mut, sich einzugestehen, gerade niedergeschlagen zu sein. Sie brauchen Mut, um zu akzeptieren, dass eine Nachricht Sie zu Tode betrübt, dass Sie an sich zweifeln, dass Sie Angst haben. Den Frust, die Traurigkeit, den Zweifel oder die Angst einfach da sein zu lassen, statt sie zu unterdrücken oder schönzureden, ist nicht angenehm. Es hat aber nichts mit Masochismus zu tun. Hier geht es nur darum, zu bejahen, was sowieso da ist, und es nicht wegzudrücken. Denn es ist tausendmal schmerzhafter, immer wieder negative Gefühle von sich wegzuschieben, als sie anzunehmen. Und es verbraucht viel mehr Energie. Außerdem ist das Wahrnehmen Ihrer Gefühle die Voraussetzung dafür, sie zu verändern. Sie können nur etwas ändern, dessen Existenz Sie – wenigstens für einen Moment – akzeptiert haben. Ihre Gefühle verändern zu wollen, ohne genau hinzuschauen, ohne sie wahrzunehmen und zuzulassen, ist ungefähr so wie ins Kino zu gehen, ohne einen Film zu sehen.

Vorsicht aber: Negative Gefühle anzunehmen, bedeutet nicht, sich mit ihnen abzufinden. Annehmen bedeutet, die Aufmerksamkeit darauf zu richten und zu spüren, welches Gefühl gerade da ist. Ohne zu bewerten. Für einen kurzen Moment darf das Gefühl voll und ganz da sein. Manchmal hilft es, es zu bezeichnen, ihm einen Namen zu geben.

Angenommen, Sie spüren bei der Begegnung mit einem alten Schulfreund immer wieder Unbehagen. Dann haben Sie zwei Möglichkeiten: das Gefühl ignorieren oder unterdrücken (mit Ausreden wie »Ach, der Stefan hatte einfach einen schlechten Tag«) – oder es bewusst fühlen und so die Initialzündung für weitere Überlegungen starten (»Was ist es denn, was der Stefan gerade in mir ausgelöst hat? Wieso bin ich so genervt?«).

Gerade Gedanken wie »In der Schule waren wir total dicke. Ich kann ihm doch jetzt nicht einfach die Freundschaft kündigen!« versperren den Weg zu positiven Gefühlen. Es geht nicht darum, gleich eine Beziehung zu beenden, wenn Sie ein negatives Gefühl wahrnehmen. Das wäre zu viel. Es geht darum, ehrlich zu sich selbst zu sein und zuzulassen, dass genau dieses Gefühl gerade da ist. Gefühle anzunehmen, ohne zu bewerten. Was Sie dann damit machen, ist schon ein nächster Schritt. Es ist also wichtig, aufkommende Gefühle zuzulassen, zu benennen und zu akzeptieren. Negative Gefühle dürfen da sein. Beurteilen Sie sie nicht. Wenn Sie diesen Schritt überspringen, reagieren Sie wieder automatisch. So aber können Sie die Gefühle in Ihrem Herzen bewegen, hineinspüren (ohne zu bewerten) und haben nun einen neutralen Punkt, von dem aus Sie handeln können – von dem aus Sie entscheiden, wie Sie handeln möchten.

Um bei Stefan zu bleiben: Sie könnten erspüren, was genau Ihnen unangenehme Gefühle bereitet. Sie könnten in sich hineinspüren, was Sie vermissen oder sich wünschen. Sie könnten Stefan darauf ansprechen: »Stefan, was ist los? Ich habe das Gefühl, wir verstehen uns nicht mehr so gut wie früher. Merkst du das auch?« Das könnte ein Türöffner für eine Klärung sein.

Negative Gefühle genauso bewusst wahrzunehmen wie positive wird nicht nur Ihr Gefühlsleben und Ihre Beziehungen ordnen. Es hilft Ihnen auch, das Leben in seiner ganzen Vielfalt und Intensität zu erleben. Ohne negative Gefühle können Sie nämlich auch keine positiven empfinden. Wenn Sie sich also gegen die negativen Gefühle sperren, wird es Ihnen auch schwerfallen, positive Gefühle zu erleben. Alle Gefühle bewusst zu spüren, hilft uns, die Unterschiede wahrzunehmen.

Es ist vollkommen okay, negative Gefühle zu haben. Es liegt sogar eine Chance darin, dass sie da sind. Auch wenn es schmerzvoll ist, sie zu spüren, so sind es gerade diese Momente, die es ermöglichen, Neues entstehen zu lassen. Positive Gefühle sind eine Folge der Akzeptanz negativer Gefühle. Denn erst durch das Annehmen der negativen Gefühle nehmen Sie sich als Mensch mit allen Ecken und Kanten, aber auch mit allen Sehnsüchten, Hoffnungen und Wünschen an.

Negative Gefühle gehören zum Leben. Sie sollten sie aber nicht nur akzeptieren, sondern als Botschaft verstehen. Meistens signalisieren sie Ihnen, dass Sie etwas ändern sollten. Aber wie geht das? Mit dem zweiten Schritt.

Verändern statt verharren

Sie regen sich jedes Mal auf, wenn Ihr Chef Ihnen ein weiteres Projekt auf den Tisch legt – obwohl er doch wissen sollte, dass Sie mehr als ausgelastet sind. Sie werden immer wieder traurig, wenn Ihr Partner sich nicht ausreichend um Ihre Bedürfnisse kümmert. Sie reagieren allergisch, wenn ein Kollege Sie schlecht dastehen lässt. Oder Ihr Puls steigt, wenn sich ein Auto auf Ihre Spur drängelt und Sie schneidet. Oder, oder, oder.

Gerade negative Gefühle, die immer wieder in Verbindung mit bestimmten Verhaltensweisen auftauchen, sind eine harte Nuss. Sobald Sie sich diese Gefühlsmuster aber eingestehen, sind Sie auf dem besten Weg, sie zu verändern. Dies schaffen Sie, indem Sie Ihre Gefühle auf der Karte der emotionalen Landschaft verorten.

Die emotionale Landschaft

Auf dieser Karte, die auf der HeartMath®-/Herzintelligenz®-Methode basiert, finden Sie alle menschlichen Emotionen. In der oberen Hälfte ist die Sympathikus-Aktivität, in der unteren die Parasympathikus-Aktivität abgebildet. Zur Erinnerung: Der Sympathikus sorgt für Erregung, der Parasympathikus für Entspannung. Die rechte Seite ist die Wohlfühlzone, die linke die Stresszone.

Dies ergibt folgende mögliche Gruppierung der Emotionen:

SYMPATHIKUS (Erregung)

STRESSZONE	WOHLFÜHLZONE
Unangenehme Gefühle mit einer hohen Erregung, z.B. Aggression, Wut, Ärger	Angenehme Gefühle mit einer hohen Erregung, z.B. Euphorie, Freudentaumel, Spaß
Unangenehme Gefühle mit einer niedrigen Erregung, z.B. Trauer, Ungewissheit, Resignation	Angenehme Gefühle mit einer niedrigen Erregung, z.B. Gelassenheit, innere Ruhe, Frieden

PARASYMPATHIKUS (Entspannung)

- Erster Quadrant (links oben): negative Emotionen mit hoher Erregung, zum Beispiel Wut, Ärger, Aggression.
- Zweiter Quadrant (links unten): negative Emotionen mit niedriger Erregung, beispielsweise Niedergeschlagenheit, Traurigkeit, Resignation, Passivität, Depression.
- Dritter Quadrant (rechts oben): positive Emotionen mit hoher Erregung, zum Beispiel Ekstase, Freude, Begeisterung, Euphorie.
- Vierter Quadrant (rechts unten): positive Emotionen mit niedriger Erregung – Zufriedenheit, Friede, Ruhe.

Der Punkt in der Mitte symbolisiert den Bereich der neutralen Gefühle. In diesen Punkt beziehungsweise in diesen Zustand kommt man, indem man zum Beispiel mithilfe der Herzatmung die negative Ladung der Gefühle aus der Stresszone reduziert und entladen hat.

Die meisten Menschen haben einen Schwerpunkt auf einem der vier Quadranten. Sie halten sich also vornehmlich in einem dieser Viertel des Kreises auf und streifen die anderen selten. Manche Quadranten meiden sie sogar (unbewusst). Zum Beispiel kenne ich viele Menschen, die negative Emotionen mit hoher Erregung wie Aggression und Wut so gut wie nie erleben – oder besser gesagt: nicht zulassen. Interessanterweise haben es diese Menschen meiner Beobachtung nach schwer, auch intensive positive Gefühle zu spüren.

Was ist also nun das Ziel? Rechts oben? Nein, denn auch positive Gefühle können auf Dauer stressig sein. Denken Sie nur an die überschäumenden aufregenden Momente, nach denen Sie erst mal entkräftet sind und sich regenerieren müssen. Auch positiver Stress ist Stress und kann zu viel des Guten sein. Dafür gibt es den neutralen Punkt in der Mitte der emotionalen Landschaft. Hier kann man seine eigene Mitte finden und sich aus dem Herzen heraus neu erleben.

Sicherlich sind die beiden rechten Quadranten mit den positiven Gefühlen erstrebenswerter als die linken. Aber für den Anfang geht es mehr darum, festgefahrene Gefühle zu lösen und in den neutralen Punkt in der Mitte zu kommen. Es gibt Menschen, die sich verhältnismäßig häufig in der rechten Hälfte der Landschaft aufhalten. Wirklich glückliche Menschen sind aber nicht auf ein – auch nicht ein positives – Gefühl festgelegt, sind also nicht in Dauerekstase und auch nicht im Dauerfrieden. Vielmehr können sie selbstbestimmt und mit Leichtigkeit zwischen den Quadranten wechseln. Sie haben eine Balance gefunden zwischen Anspannung und Entspannung. Zwischen dem bewussten Erschaffen positiver Gefühle und dem Zulassen negativer Gefühle, sofern es die Situation erfordert. Aus all dem können sie lernen.

Noch einmal: Wenn Sie sich aufregen, weil etwas nicht funktioniert, dann kann es schon mal einen Wutanfall geben. Vielleicht befreit es Sie. Oder Sie kriegen dadurch wieder Energie. Aber das gleicht nicht einem Dauerregen, sondern eher einem kurzen, heftigen Regenschauer. Er kommt plötzlich und die Wolken ziehen auch schnell wieder weg. Während hingegen jemand, der in seinen Gefühlsmustern gefangen ist, vielleicht in einer Art Dauerzustand latenter Unzufriedenheit oder unterdrückter Gereiztheit verhaftet ist.

Bringen Sie also Bewegung in Ihre Emotionen. Lernen Sie, Ihre Gefühle zu verändern, anstatt darin zu verharren. Anfangs geht es mehr darum, sich frei in der Gefühlslandschaft bewegen zu können. Vielleicht wollen Sie üben, bewusst zwischen den Quadranten zu wechseln. Ihre Lebensqualität steigt, je mehr Sie sich auf der rechten, positiven Seite der emotionalen Landschaft aufhalten und dort Ihre Farbpalette erweitern.

Diese Fähigkeit ist Trainingssache. Am einfachsten wird es, zwischen den Quadranten zu wechseln, wenn Sie über die Mitte der emotionalen Landschaft gehen. An diesem Punkt sind Sie gelöst von Ihren Gefühlsmustern und können deshalb von hier aus viel leichter in eine neue, ungewohnte Emotion hineingehen. Es ist ein schöpferischer Zustand, von dem aus Sie sich ganz frei entscheiden können, wo Sie hinwollen. Deshalb nenne ich diesen Ort auf der emotionalen Landschaftskarte den neutralen Punkt. Dies ist nicht mit Gefühlslosigkeit zu verwechseln, sondern kommt eher einer bedingungslosen Hingabe an das Hier und Jetzt gleich.

Den neutralen Punkt erreichen Sie durch die Herzübungen, die ich im nächsten Kapitel vorstelle, und durch stetiges Training. Wenn Sie diesen Zustand erreicht haben und wissen, wie Sie ihn immer wieder neu erreichen können, ist es leichter, Ihre Gefühle zu beeinflussen und in Ihrem Leben genau dorthin zu kommen, wo Sie hin möchten.

Ihre emotionale Freiheit erlangen Sie also, noch einmal zusammengefasst, durch zwei Schritte:

1. Akzeptieren der Gefühle, die real gerade da sind, und neutral werden durch die Herzatmung.

2. Entscheiden, wo Sie hinwollen, und in Richtung dieser Gefühle aktiv werden. Sie können sich diese Gefühle regelrecht erschaffen durch die Herzübungen im Folgenden.

Die Palette erweitern

Doc Childre, der HeartMath®-Erfinder, sagt gern: »Welche Gefühle wollen wir heute erleben? Dann fangen wir an, sie zu kreieren!«

Und genau darum geht es. Nach der Bestandsaufnahme treffen Sie nicht nur die Entscheidung, den Status quo zu verändern, sondern klären auch die Frage, in welche Richtung Sie gehen wollen. Was wollen Sie erleben und fühlen? Oftmals entsteht dabei der Wunsch, ganz neue Gefühle zu spüren. Gefühle, die Sie selten haben oder die Sie zuletzt vor langer Zeit gespürt haben.

Wenn Sie Ihr Wunschgefühl benennen, aber noch nicht spüren können, tasten Sie sich heran. Lassen Sie Ihrer Fantasie dabei freien Lauf – träumen Sie und spielen Sie mit verschiedenen Situationen. Malen Sie sich beispielsweise Ihre Lieblingsarbeitsstelle aus oder überlegen Sie sich, wie Sie am liebsten Ihre Freizeit verbringen würden.

Fragen Sie sich:

- Wie würde ich mich fühlen, wenn ich meinen Träumen folge?
- Was würde ich tun, wenn Zeit und Geld keine Rolle spielen? Wie würde sich das anfühlen?

Fällt Ihnen dieses Gedankenexperiment schwer, dann suchen Sie sich Vorbilder, die diese Gefühle verkörpern. Suchen Sie nach diesem Gefühl in Filmen, Büchern, bei Freunden. Beobachten Sie Menschen. Kommen Sie mit Fremden ins Gespräch. Machen Sie Dinge, die Sie noch nie getan haben. Gehen Sie an Orte, an denen Sie noch nie waren. Und währenddessen erkunden und durchforsten Sie sich selbst und was Sie bei alledem empfinden.

Ganz entscheidend für den Erfolg der Arbeit mit den Emotionen und der emotionalen Landkarte ist, dass Sie sich nicht unter Druck setzen. Druck entsteht, wenn Sie ein Gefühl sofort ändern wollen. Es ist aber gar nicht nötig und oft auch nicht möglich, schnell ein positives Gefühl zu erzeugen. Vertrauen Sie auf Ihr Herz und Ihren Atem. Wenn Sie Ihr Ziel fest vor Augen haben, dann wird sich mit der Übung der Weg dahin öffnen.

Damit Sie Ihre Palette an Gefühlen erweitern können, müssen Sie noch nicht mal viel tun. Es reicht, sich ganz und gar bewusst dafür zu entscheiden. Das ist einfach. Aber nur weil es einfach ist, heißt es nicht, dass es auch leicht ist. Solch eine Entscheidung setzt nämlich absolute Ehrlichkeit sich selbst gegenüber voraus. Je mehr Sie alle Gefühle, die in Ihnen sind, erkennen und zulassen, desto besser können Sie gezielte Änderungen vornehmen.

Wenn Sie also ein Gefühl haben wollen, das Sie zuvor noch nicht hatten, richten Sie alles darauf aus. Entdecken, erkunden, durchdringen Sie es. Vielleicht entdecken Sie es nicht direkt in Ihnen selbst, aber Sie können es bei anderen Menschen bemerken. Vielleicht finden Sie CDs, DVDs oder Bücher, die Sie inspirieren und weiterbringen. Sobald Sie ein Gefühl aufgestöbert haben, können Sie es auskosten und trainieren und damit seine Auftretenswahrscheinlichkeit erhöhen.

Rundum glücklich

Durch das Kultivieren Ihrer Gefühle verschaffen Sie sich nicht nur eine positivere Sichtweise auf Ihr Leben, sondern ziehen auch Dinge an, die Ihnen guttun. Ihre Ausstrahlung wird sich zum Positiven verändern, ebenso der Umgang mit anderen Menschen. Mit positiven Gefühlen ist es einfacher, Ziele zu erreichen. Denken Sie nur an Situationen wie ein Bewerbungsgespräch oder den Wunsch, einen Lebenspartner zu finden: Beides wird mit einer positiven Ausstrahlung leichter klappen. Und es ist noch mehr als das: Sie werden merken, dass der Zufall Ihnen zu Hilfe kommt. Hier und da werden sich Glücksfälle ereignen, die genau zu Ihren farbenfrohen Emotionen passen. Freuen Sie sich auf diese unterstützenden Impulse, auf kleine Überraschungen am Rande. So gestalten Sie sich letztendlich Ihre eigene Realität.

Wie Sie konkret auf das Herz und damit Ihr Gefühlsleben einwirken und mit welchen Übungen Sie gezielt positive Gefühle in Ihr Leben bringen, zeigt das nächste Kapitel.

So erweitern Sie Ihren emotionalen Farbkasten

Ihre Gefühle bestimmen zwar Ihr Denken und Handeln, aber Sie sind ihnen nicht ausgeliefert. Sie können Ihre Emotionen beeinflussen. Die Frage ist nur: wie? Und vor allem: Wie soll das im Alltag funktionieren?

Dass sich Ihr emotionaler Status verbessert, wenn Sie an einem schönen Ort sind, wenn Sie Zeit haben oder wenn Sie mit interessanten Menschen zusammen sind, das ist selbstverständlich. Nur haben Sie solche stimmungsaufhellenden Situationen eben nicht immer und können Sie auch nicht so leicht herbeiführen. Darum möchte ich Ihnen einige Übungen an die Hand geben, mit denen Sie Einfluss auf Ihre Gefühle und Stimmungen nehmen können, ganz unabhängig von der jeweiligen Situation.

Dabei geht es nicht nur darum, positive Gefühle zu kreieren, sondern vor allem darum, die Nuancen zwischen den Gefühlen zu erfahren und zu erforschen, um Ihren emotionalen Farbkasten zu erweitern. Je mehr Gefühle in allen Zwischentönen Sie kennen, desto mehr können Sie von der Welt erfahren. Das Leben ist nicht nur schwarz oder weiß, gut oder schlecht, okay oder nicht okay. Dazwischen gibt es so viel mehr, und ich wünsche Ihnen, dass Sie besonders dieses Dazwischen, die ganze Vielfalt des Lebens erkennen und spüren können.

Für viele Menschen ist diese Vielfalt der Emotionen überraschend und ungewohnt, vielleicht auch für Sie. Möglicherweise sind Sie es einfach nicht gewöhnt, so tief und so genau in sich hineinzuhorchen. Dann kann es zunächst anstrengend sein, die weißen Flecken auf Ihrer emotionalen Landkarte zu erkunden und für Ihr Leben zu erschließen. Es kann sein, dass Sie sich zu Beginn gar nicht leicht tun, gezielt bestimmte Gefühle in sich zu erzeugen. Aber darum heißen die Übungen ja auch Übungen: Sie sind zum Üben da. Und Sie werden merken, dass sie Ihnen mit jeder Wiederholung leichter fallen und sich Ihr Repertoire an Gefühlen stetig erweitert.

Repertoire, das ist der Schüssel des Ganzen: Viele Menschen bekommen gar nicht mehr mit, dass es alternative Verhaltens- und Denkmuster gibt, die sie anstelle der gewohnten, eingefahrenen Muster verwenden könnten. Der Trott, die Gleichförmigkeit, der Alltag schränken das Leben ein und führen zu einer reduzierten, einseitigen Gefühlswelt. Wenn das über Jahre hinweg eingerastet ist, dann ist auch verständlich, dass sie sich die verlorenen emotionalen Spielräume nicht von jetzt auf nachher wieder erschließen können. Falls es Ihnen so geht: Lassen Sie sich Zeit!

Und dennoch: Es gibt ganz konkrete Übungen, die schon bei geringem Aufwand spürbare Wirkungen erzeugen. Auch diese zeige ich Ihnen in diesem Kapitel.

Jedes Mal, wenn Sie eine der folgenden Übungen machen, setzen Sie einen positiven Impuls wie eine Sonnenblume in Ihre alltägliche Gefühlslandschaft. Wenn Sie die Übungen mehrmals, ja regelmäßig machen, beeinflussen Sie Ihre unbewusste Programmierung auf breiter Ebene. Sie erschaffen sich einen blühenden Gefühlsgarten, eine ganz neue Gefühlswelt, die Ihr Leben spürbar verbessern wird. Natürlich hilft es bei der Umsetzung, klar und fokussiert zu sein, aber wichtiger ist es, mit Freude und Leichtigkeit die Anregungen aufzugreifen und anzuwenden. Freuen Sie sich auf eine echte Verbesserung Ihrer Lebensqualität.

Was wollen Sie überhaupt fühlen?

Oh, halt! Noch ein Gedanke vorweg! Bevor Sie mit den Übungen loslegen, sollten Sie sich bewusst machen, welche Gefühle Sie erzeugen wollen. Positiv allein ist viel zu unspezifisch. Es geht darum, was Ihnen in Ihrem Leben wichtig ist. Ihnen ganz speziell.

Darauf brauchen Sie keine schnelle, umfassende oder gar endgültig »richtige« Antwort. Und bitte verlieren Sie sich dafür nicht im Gedankenkarussell! Doch versuchen Sie, ein Gespür für sich selbst zu entwickeln und dafür welche Emotionen für Sie wichtig sind, damit Sie ein erfülltes Leben führen.

Folgende Fragen können Ihnen bei der Suche helfen:

- Was berührt mein Herz?
- Was wünsche ich mir?
- Wobei wachsen meine positiven Gefühle?
- An welchen Tätigkeiten empfinde ich Freude?
- Welches Umfeld begeistert mich?
- Welche Gefühle will ich haben?
- Welche Gefühle brauche ich, um glücklich zu sein?

Dreimal neue Farben

Eine Ahnung, eine Richtung, um welche Emotionen es bei Ihnen geht, haben Sie damit bereits. Jetzt bitte ich Sie, etwas genauer hinzuspüren.

Jedem, der seinen emotionalen Farbkasten vergrößern will, stehen verschiedene Mittel zur Verfügung, genau dies zu erreichen. Sie können mit den unterschiedlichen Übungen und Ratschlägen experimentieren und die besten für sich heraussuchen.

Die erste Möglichkeit, mit der Sie sich vor allem positive Gefühle bewusst machen, besteht darin, die Richtung dieser Gefühle zu verfolgen. Das bedeutet, dass Sie auf die Momente achten sollten, in denen Sie sich frei und leicht fühlen. Das können Sie auch aus Ihrer Erinnerung heraus tun: Was hat Ihnen in Ihrer Kindheit das Gefühl von grenzenloser Freiheit geschenkt? Was waren Ihre glücklichsten Momente in den vergangenen Jahren?

Gehen Sie die Szenen ruhig in inneren Bildern durch und versetzen sich so gut es geht in die Situation. Allein durch die Arbeit mit den inneren Bildern – also mit der Vorstellungskraft – entstehen neue Gefühlsnuancen. Walt Disney sagte: »Wenn du es träumen kannst, kannst du es auch tun!« Vielleicht spüren Sie gleich etwas davon, vielleicht macht sich diese Veränderung im Handeln aber auch erst später bemerkbar.

Das zweite Mittel ist, sich an vergangene Gefühle zu erinnern – und zwar so konkret wie möglich. Dafür malen Sie sich am besten eine bestimmte Situation aus Ihrer Vergangenheit mithilfe Ihrer Vorstellungskraft aus. Erinnern Sie sich besonders an die Gefühle, die Sie in der Situation hatten. Statt aber bei ihnen zu bleiben, verschieben Sie den Fokus der Szene. Vielleicht hilft Ihnen die Idee, dass da gerade jemand ist, der diese Szene beobachtet. Er ist nicht aktiv ins Geschehen involviert, sieht aber, was passiert. Wenn an der Szene mehrere Menschen beteiligt sind, können Sie nacheinander auch in die Rollen aller Teilnehmenden schlüpfen und spüren, was diese in der Szene erleben. Das A und O ist es, dass Sie sich darauf einlassen, den Blickwinkel zu verändern und eine Sache, in diesem Fall eine Szene aus Ihrer Vergangenheit, aus mehreren Perspektiven anzuschauen.

Die dritte Möglichkeit funktioniert auch wieder mit inneren Bildern. Diesmal visualisieren Sie eine noch nicht erlebte Situation und verknüpfen diese mit einem Gefühl, das Sie dabei haben möchten. Es darf nicht bei der bloßen Vorstellung möglicher Situationen bleiben. Viel wichtiger ist es, die gewünschten Gefühle zu erzeugen. Wenn Sie sich zum Beispiel an besonders positive Ereignisse in Ihrer Vergangenheit erinnern, können Sie die angenehmen Gefühle herausfiltern und auf neue Situationen übertragen. Mögen Sie Fußball? Hat Sie die letzte Fußball-WM gefesselt? Waren Sie wie ich bei der WM 2006 über das deutschlandweite »Wir-Gefühl« begeistert? Vielleicht hat Sie ja auch beim Rudelgucken das Fußballfieber gepackt. Dann bringen Sie sich mit inneren Bildern in eine konkrete Situation aus der WM-Zeit, in der Sie schöne Gefühle erlebt haben. Greifen Sie diese Gefühle auf und übertragen Sie sie auf ganz andere, ausgedachte Situationen.

Diese drei Mittel können Sie jederzeit und unter fast allen Umständen einsetzen. Sie benötigen nichts weiter als Ruhe, etwas Zeit und Ihre Vorstellungskraft. Wenn Sie sie regelmäßig anwenden, stärken Sie Ihre emotionale Kompetenz. Ihr Gefühlsleben wird differenzierter, neue Gefühle entwickeln sich und alte Gefühle können neu betrachtet werden. Außerdem lernen Sie, sich in andere Menschen hineinzufühlen. So können Sie besser auf deren Verhalten reagieren, weil Sie den Antrieb dahinter, die Emotionen, kennen.

Übungen als Lebensweg

Es gibt zwei Möglichkeiten, das hier Beschriebene umzusetzen. Sie können Ihre Gefühle entweder punktuell verändern, also in einer ganz konkreten Situation. Oder Sie verändern sie allgemein, sodass Sie im Gesamten mehr Gefühle wahrnehmen und vermehrt positive Gefühle verspüren. Sie können natürlich auch beide Varianten parallel nutzen. Ganz gleich, für welchen Weg Sie sich entscheiden, lassen Sie zu, dass dieser Ihr Lebensweg wird!

Das bedeutet, dass Sie die Übungen nicht einfach nur ausführen und nach der Übungszeit in Ihren alltäglichen Trott zurückfallen, sondern dass Sie die Ideen und Prinzipien, die hinter den Übungen stehen, in Ihren Alltag einbinden. Dadurch entwickeln Sie die Gewohnheit, Ihre Gefühle stets im Auge zu behalten und gegebenenfalls zu verändern.

Es ist wie beim Autofahren: Vor den ersten Fahrstunden kann sich der Fahranfänger überhaupt nicht vorstellen, wie es ist, Auto zu fahren, was alles gleichzeitig gemacht werden muss und worauf er alles achten soll. Das ist die Phase der unbewussten Inkompetenz. Dann beginnen die Fahrstunden, der Fahranfänger muss zu Beginn noch überlegen, wo die Bremse ist, wie schnell er fahren darf und so vieles mehr. Er muss Gas und Kupplung koordinieren und gleichzeitig lenken und schalten, also schwierige Bewegungsmuster kontrolliert und gleichzeitig ausführen. Die ganze Sache ist kompliziert und mühsam. Das ist die Phase der bewussten Inkompetenz. Mit der Zeit kann der Fahranfänger das alles aber immer besser, er spürt seine Fortschritte und merkt, wie gut er das Auto mittlerweile beherrscht. Diese Phase ist die der bewussten Kompetenz. Später, mit einigen Monaten oder Jahren Fahrerfahrung, fährt er nahezu automatisch und denkt nicht mehr an die ganzen Vorgänge, die während einer Fahrt ablaufen. Er hat das Autofahren komplett verinnerlicht und ist in der Phase der unbewussten Kompetenz angekommen. Er hat das Autofahren sozusagen gemeistert.

Wenn Sie dieses Buch lesen, sind Sie schon längst nicht mehr in der ersten Phase. Denn Sie sind sich sehr bewusst, dass Sie mehr vom Leben wollen und dass Sie Ihren emotionalen Farbkasten um viele neue schöne Farben erweitern wollen. Sie wollen emotional kompetenter werden, könnte ich auch sagen. Sie wollen Ihr Gefühlsleben meistern.

Um dorthin zu kommen, beschreibe ich Ihnen im Folgenden einige Übungen, mit denen Sie es schaffen, in die Lernphasen drei und vier zu kommen, also sich zuerst die vielen emotionalen Nuancen, die Sie fühlen können, zu erschließen, um sie dann im Laufe der Zeit in Ihr alltägliches Leben zu integrieren und zu verinnerlichen. Es geht im Ganzen darum, die Gefühlsbandbreite zu erweitern und Gefühle bewusst steuern zu lernen.

Übung 1:
Schöne Momente

Diese Übung hilft Ihnen, positive Momente zu erkennen und die damit einhergehenden Gefühle deutlicher zu spüren. Indem Sie sich bewusst auf das Positive in Ihrem Leben einlassen, verändern Sie Ihren Blickwinkel und lassen neue Erfahrungen zu. Sie öffnen sich damit weiteren positiven Gefühlen und gewinnen an Selbstvertrauen, mit dem Sie Ihre Potenziale entdecken und freisetzen können.

Was Sie benötigen

Ihre Vorstellungskraft, Ruhe und Zeit. Außerdem ist es gut, etwas zum Schreiben zu haben. Über 200 medizinische und psychologische Studien belegen: Tagebuch schreiben macht nicht nur glücklich, sondern lindert auch körperliche Beschwerden. Sie können die Übung aber auch nur in Ihrer Vorstellungswelt machen.

Los geht's!

- Als Einstimmung empfehle ich Ihnen, die Herzatmung auszuführen (siehe Übung 1, Kap.»So beeinflussen Sie Ihre Herzfrequenz). Kommen Sie in einen entspannten Zustand und stimmen Sie sich darauf ein, in den nächsten Momenten das Leben von der positiven Seite zu sehen.

- Schreiben Sie dazu alles auf, was Ihnen als positiv einfällt: Gefühle, Gedanken, innere Bilder, Situationen, Begegnungen, Ideen oder Impulse.

- Versuchen Sie nicht, krampfhaft positive Dinge entstehen zu lassen, sondern bleiben Sie entspannt und achten Sie darauf, was Ihnen in diesem Zustand Positives entgegenkommt. Nehmen Sie es wahr und notieren Sie es.

- Wenn Sie zum Ende der Übung kommen, entspannen Sie sich noch einmal ganz bewusst, um anschließend ein Gefühl tiefer Dankbarkeit zu erzeugen.

Tipps & Hinweise

Der Vorteil dieser Übung ist, dass sie sehr einfach und schnell ausgeführt werden kann. Außerdem geben Sie mit der schriftlichen Fixierung Ihren Gedanken und Gefühlen eine materielle Basis, die Ihrem Glück zusätzlichen Rückenwind verleiht. Im Sinne des Lebensweges können Sie sich die niedergeschriebenen positiven Dinge in Ihrer Wohnung an Stellen aufhängen, an denen

Sie oft vorbeigehen. Jedes Mal, wenn Sie die Aufzeichnungen sehen, werden Sie an die schönen Momente erinnert und die entsprechenden Gefühle werden ausgelöst.

Übung 2:
Glücksmomente für die Nacht

Während des Schlafs übernimmt das Unterbewusstsein die Kontrolle über Körper und Geist. Das hat den Vorteil, dass das logische Denken sich nicht einmischt, wenn die Fantasie etwas gestalten will. Diesen Vorteil des Schlafs können Sie nutzen, um sich in der Nacht auf positive Momente zu fokussieren.

Was Sie benötigen
Auch hier benötigen Sie nichts weiter als einen Stift, ein Blatt Papier, Ruhe und Ihre Vorstellungskraft.

Los geht's!
* Schreiben Sie jeden Abend mindestens drei positive Situationen, Begegnungen oder Momente auf, die Sie am Tag erlebt haben. Sie können auch positive Gedanken oder schöne Gefühle festhalten.
* Kurz vor dem Schlafengehen, am besten wenn Sie schon im Bett liegen und Ihr Körper auf das Schlafen eingestellt ist, lesen Sie sich Ihre persönlichen Glücksmomente durch. Lassen Sie sie kurze Zeit auf sich wirken.
* Atmen Sie als Nächstes tief ein und aus, so als ob Sie dabei die Momente einatmen und wieder ausatmen würden. So lassen Sie Ihre Glücksmomente in sich hineinfließen und bis zum Unterbewusstsein vordringen.
* Schlafen Sie dann mit den schönen Gefühlen ein.

Tipps & Hinweise

Damit Ihre Glücksmomente im Schlaf für Sie arbeiten können, sollten Sie nicht übermüdet oder aufgedreht sein. Versuchen Sie einen Wach-Schlaf-Rhythmus zu finden, der Ihren individuellen Eigenschaften am besten zusagt. Führen Sie diese Übung stets so aus, dass Sie nicht schon zu müde für die Schreibarbeit sind.

Wussten Sie übrigens, dass eine verlangsamte Ausatmung die Entspannung fördert und den Sauerstoffgehalt im Blut optimiert? So können Sie durch das bewusste Verzögern des Ausatmens Ihre Selbstheilungskräfte wecken und stärken.

Übung 3:
Glücksmomente für den Tag

Jeder Tag ist ein neuer Tag. Auch wenn er ähnlich ablaufen mag wie die Tage vor ihm und die Tage nach ihm. Jeder Tag birgt neue Chancen, aber auch neue Risiken. Jede Begegnung ist neu und einzigartig. Um jeden Tag voll auskosten zu können, hilft es, sich auf ihn vorzubereiten. So nehmen Sie Ihr Leben in die Hand und werden zum Gestalter Ihrer Tage.

Was Sie benötigen

Stift, Papier, Ruhe und Vorstellungskraft.

Los geht's!

* Bevor Sie in den Tag starten, überlegen Sie sich, wie Sie sich tagsüber fühlen möchten. Sie können sich auch mithilfe Ihrer Vorstellungskraft Ereignisse ausmalen, die Sie an diesem Tag erleben möchten.

- Schreiben Sie sich mindestens drei Dinge auf und scheuen Sie nicht vor unrealistisch wirkenden Wünschen. Lassen Sie alles zu, was Ihnen einfällt.

Tipps & Hinweise

Sie können alles auf eine kleine Karteikarte schreiben und diese tagsüber mit sich herumtragen. Nehmen Sie sie immer mal wieder in die Hand und lesen Sie Ihr Tagesziel. Für manche ist auch schon die Gewissheit, die kleine Karte bei sich zu haben, eine große Hilfe. Diese Übung können Sie alternativ zur Abendübung ausführen oder auch beide zusammen praktizieren. Nehmen Sie sich am besten jeden Morgen und jeden Abend Zeit, Ihre Gefühle selbst in die Hand zu nehmen und auf diese Weise Ihr Leben aktiv zu gestalten.

Übung 4:
Freude wachsen lassen

Diese Übung ähnelt Übung 1, ist aber intensiver, weil Sie das Herz ins Zentrum rücken. Zum einen hilft die Übung dabei, freudige Gefühle zu entwickeln. Zum anderen ermöglicht sie Ihnen, energetische Muster offenzulegen: Die Frage, was Ihnen Energie liefert und was Ihnen Energie abzieht, ist wichtig, um all die hier geschilderten Anregungen für Ihren Lebensweg nutzen zu können.

Was Sie benötigen

Nichts weiter außer Ihre Vorstellungskraft und etwas Ruhe.

Los geht's!

- Versetzen Sie sich in einen entspannten Zustand. Dafür können Sie die Herzatmung praktizieren oder Sie zählen von 10 bis 0, bei jedem Ausatmen eine Zahl.
- Überlegen Sie sich als Nächstes, was Ihr Herz berührt. Stellen Sie sich erst mal nur die Frage und warten Sie einfach ab, welche Antworten Ihnen in den Kopf kommen. Wobei geht Ihnen das Herz auf? Wann fühlen Sie sich frei und ungezwungen?
- Fragen Sie sich als Nächstes, was Ihnen in Ihrem Leben Energie verleiht. Wonach fühlen Sie sich gekräftigt, vital und lebenslustig? Sie können auch umgekehrt fragen, was Ihnen Energie raubt. Aber da Sie ja in eine positive Richtung arbeiten wollen, ist es besser, nach Dingen zu fragen, die Ihnen Energie schenken.
- Lassen Sie die Antworten auf sich zukommen. Versuchen Sie nicht, mithilfe Ihres logischen Verstands Antworten zu bekommen. Sie möchten schließlich Ihr Herz hören und nicht Ihren Kopf!
- Prägen Sie sich die Momente ein, bei denen Sie fest davon überzeugt sind, dass sie für Sie gut sind, und legen sich so eine »Schatzkiste« für Erlebnisse, Menschen, Gedanken oder Gefühle an.

Tipps & Hinweise

Sie können diese Übung auch schriftlich ausführen. Schreiben Sie sich zehn Dinge auf, die Ihr Herz berühren. Ober vielleicht mögen Sie lieber die Arbeit mit Grafiken. Dann zeichnen Sie eine Schatzkiste oder ein einfaches Rechteck und schreiben Ihre zehn persönlichen »Energielieferanten« dort hinein.

Selbstversuche immer und überall

Diese vier Übungen sind nur einige wenige, mit denen Sie Ihr Wohlbefinden steigern können. Ich möchte Sie ermutigen, eigene Übungen zu entwickeln. Solange Sie sich auf positive Momente oder Gefühle konzentrieren, können Sie diese Praxis so gestalten, wie Sie es möchten. Achten Sie in Ihrem Alltag vermehrt auf Ihre Gefühle. Sollten Sie spüren, dass in Ihnen etwas vorgeht, das Ihnen nicht guttut, dann starten Sie eine der beschriebenen Übungen, zum Beispiel die Herzatmung.

Sie können Ihre Gefühle trainieren wie Muskeln. Dabei ist es am Ende fast so natürlich und leicht wie atmen. Haben Sie es erst einmal verinnerlicht, können Sie es immer und überall tun: beim Einkaufen, bei der Parkplatzsuche, beim Gespräch mit Kollegen, auf Weiterbildungen, beim Spazierengehen, im Urlaub, beim Kochen, am Computer … es gibt keine Grenzen.

Wie bei einem Sporttraining beginnen Sie in einer einfachen Ausgangssituation. Sagen wir, Sie fühlen sich neutral oder sogar gut. Sie befinden sich in einer angenehmen Situation, sitzen vielleicht auf einer Parkbank im Grünen. Das vereinfacht Ihren Start, positive Gefühle aufzurufen und dann zu verstärken.

Eine größere Herausforderung ist es im nächsten Schritt, das Gefühlstraining gerade dann zu machen, wenn Ihre Stimmung schlecht ist. Wer die Übungen vorher aus einer leichten Position heraus durchgeführt und verinnerlicht hat, für den ist die Umsetzung im zweiten Schritt viel leichter. Wenn Sie dann in einer schlechten Stimmung sind und das ändern wollen, machen Sie wieder Ihr Training.

Nehmen wir ein Beispiel: Eines Ihrer technischen Geräte funktioniert nicht, obwohl Sie es gerade neu gekauft haben und dringend benötigen. Sie sind verzweifelt und wütend und rufen die Service-Hotline an, um sich zu beschweren. Weil Sie dann auch noch diese lange Ansage erdulden müssen, bevor Ihnen jemand zuhört, werden Sie langsam richtig ungehalten. Dann sind Sie dem Sachbearbeiter gegenüber unfreundlich, obwohl dieser nichts für Ihre Lage kann. Kennen Sie das? Er bittet Sie vielleicht, sich nicht weiter aufzuregen und ruhiger zu werden. Können Sie diesen Impuls nutzen, um Ihre Stimmung zu ändern und erst mal die Situation wahrzunehmen?

Nehmen Sie den Ball auf und versuchen Sie, das Ganze neutral anzugehen. Das Problem an Ihrem Gerät bleibt – ob Sie aufgeregt sind oder nicht. Wenn Sie es jedoch schaffen, neutral zu bleiben, erreichen Sie nicht nur mehr in der Kommunikation mit Ihrem Gesprächspartner, sondern können auch besser zuhören und gemeinsam an einer Lösung arbeiten. Würden Sie dagegen nur aufgebracht und wütend bleiben, wären Sie womöglich für Lösungsvorschläge des Telefonberaters gar nicht offen. Konzentrieren Sie sich also auf den Atem und nehmen Sie die Situation so wahr, wie sie ist. Das bringt Sie in einen neutralen Gefühlsbereich und Sie können flexibler und lösungsorientierter auf die Situation reagieren.

Neutral werden, das ist der erste Schritt. Sie können nun auch anfangen, gezielt ganz bestimmte Gefühle zu erzeugen. Das ist der zweite Schritt.

Nehmen wir an, Sie haben einen Wunsch, eine Sehnsucht nach einem konkreten Gefühl: Sie möchten sich verlieben. Viele Menschen haben eine Sehnsucht nach einer Partnerschaft und leben doch allein. Es gab 2014 laut statistischem Bundesamt mehr als ein Drittel Singlehaushalte in Deutschland. Vielleicht gehören Sie ja dazu und möchten das ändern? Was tun Sie also? Sie treffen sich mit potenziellen Partnern,

gehen vielleicht auf Partys und hoffen, dass endlich ein Ver-
liebtheitsgefühl entsteht. Dabei sind Sie aber noch zu passiv
und hören zu wenig auf Ihr Herz.

Es geht nicht einfach nur darum, ein Gefühl des Verliebt-
seins zu erhoffen oder zu erzeugen. Machen Sie zuerst eine
ehrliche Bestandsaufnahme. Wo stehe ich? Lassen Sie den Gedanken los, dass Sie bisher immer an die falsche Person geraten
sind. Lassen Sie vergangene Enttäuschungen und Verletzungen
hinter sich. Sie wollen etwas wirklich Neues für sich erschaffen. Bleiben Sie daher für einen Moment bei sich und geste-
hen Sie sich ein, dass Sie nicht verliebt sind. Suchen Sie nicht
in den äußeren Umständen nach Erklärungen, sondern nehmen Sie nur Ihre Gefühle wahr, einschließlich aller Sehnsüchte,
Enttäuschungen oder Frustrationen. Bewerten Sie nicht, was
Sie spüren, nehmen Sie es nur wahr. Merken Sie, wie Ihre Gefühle neutral werden? Wie die Spannung, der Druck von Ihnen
abfällt?

Machen Sie sich als Nächstes klar, dass Sie jetzt die Möglichkeit haben, Gefühle gewollt zu entwickeln. Wenn andere
Menschen sich verlieben können, können Sie es auch! Wenn
andere Menschen glücklich sind, dann können Sie das auch
sein. Begeben Sie sich nicht einfach nur voller Sehnsucht in
Situationen, in denen sich dieses Gefühl vielleicht zufällig entwickeln könnte. Die Energie für Ihr Wunschgefühl wird viel
stärker sein, wenn Sie ganz genau wissen, mit welcher emotionalen Farbe Sie malen möchten.

Dazu müssen Sie es ausprobieren. Malen Sie drauflos! Fragen Sie sich: Was braucht es, um mich zu verlieben? Wie fühlt
sich Verliebtheit für mich an? Welche genauen Gefühle ver-
binde ich damit? Kribbeln im Bauch? Leidenschaft? Zärtlich-
keit? Euphorie? Vertrauen? Gemeinsam lachen können? Wie

möchte ich mich fühlen, wenn ich mit der anderen Person zusammen bin? Mich fallen lassen können? Gemeinsam träumen, reisen, tanzen? Wie möchte ich mich fühlen, wenn ich an ihn oder an sie denke? Was möchte ich mit der anderen Person gemeinsam alles erleben? Möchte ich mich geliebt, angenommen fühlen? Romantik? Zuverlässigkeit? Lebendigkeit? Abenteuer? Will ich mich mit ihr zusammen persönlich weiterentwickeln?

Merken Sie, wie diese Fragen schon etwas in Ihnen bewegen? Bekommen Sie Ideen, was Sie eigentlich wollen? Baden Sie regelrecht in den neu entstandenen Gefühlen, ruhig mehrmals am Tag.

Werden Sie dann aktiv. Gehen Sie unter Leute. Es müssen nicht zwangsläufig Singlepartys sein. Machen Sie Sachen, die Ihnen Spaß und Freude machen. Probieren Sie Neues aus. Lernen Sie ganz einfach Menschen kennen. So verstärken Sie Ihre positiven Gefühle und Ihre Ausstrahlung – und die Chance, jemanden mit ähnlichen Interessen zu treffen, steigt. Aber vor allem: Ihnen geht es jetzt schon blendend, unabhängig von einem anderen Menschen an Ihrer Seite.

Es erfordert Mut, Herzensmut, solche Expeditionen in das Reich Ihrer Gefühle anzugehen. Zu handeln, obwohl Sie Angst vor Zurückweisung oder Verletzung verspüren, ist ein wichtiger Schritt, um Ihren emotionalen Farbkasten kennenzulernen.

Gefühle an die Macht

Wussten Sie, dass Gefühle wesentlich stärker unser Leben prägen als Gedanken? Deshalb habe ich bei der Auswahl der Übungen hier den Schwerpunkt darauf gelegt, dass Sie lernen, positive Gefühle zu verstärken und zu erzeugen. Wenn Sie sich schlecht fühlen, helfen Gedanken nur wenig weiter. Das heißt natürlich nicht, dass Sie nicht auf Ihre Gedankenenergien achten sollten, denn Gedanken erzeugen Gefühle. Was also hilft, um unliebsame Gefühle zu verändern, ist konzentrierte gedankliche Energie, die ein Gefühl zum Ausdruck bringen lässt. Bei allem, was Sie tun, sind es Ihre Emotionen, die schnell und intensiv wirken. Sie sind der Motor Ihrer Handlungen und prägen Ihre Verhaltensgewohnheiten. Wenn Sie also etwas an Ihrem Leben ändern möchten, kontrollieren Sie die Macht Ihrer Gefühle.

Ein anderer Vorteil bewusster Gefühlsarbeit ist, dass Körper, Geist und Seele synchron angeregt werden. Wenn Sie mehr positive Gefühle empfinden, wird Ihr Herzrhythmus kohärenter, Ihre Gedanken klären sich und ein allgemeines Gefühl der Zufriedenheit breitet sich in Ihnen aus.

DAS KLARE
DENKEN

Vernebelt

Stellen Sie sich vor, Sie sind beim Einkaufen. Der Laden ist voll, und Sie sind froh, dass Sie endlich alles von Ihrem Einkaufszettel beisammen haben und zur Kasse gehen können.

Von den zehn Kassen sind nur drei besetzt. Die Schlangen ziehen sich an den Gefriertruhen entlang fast bis zur Wurst- und Käsetheke. Sie stellen sich an und warten. Es geht nur mühsam voran.

Nach einer Weile bemerken Sie neben sich eine junge Frau, die einen Handkorb voller Waren trägt. Zügigen Schrittes geht sie rechts an der Schlange vorbei in Richtung Kasse. Die junge Frau wirkt, als wäre sie in Eile. Sie blicken ihr nach, während sie zielstrebig auf die Kasse zusteuert.

Was denken Sie?

Was fühlen Sie?

Was würden Sie am liebsten tun?

Würden Sie ihr gern laut und deutlich zurufen: »He, junge Frau, stellen Sie sich gefälligst hinten an wie alle anderen!« Oder würden Sie es – genervt, wie Sie durch die Hektik und die vielen anderen Kunden ohnehin sind – lieber um einiges drastischer formulieren?

Würden Sie das auch tun, wenn Sie wüssten, was die junge Frau tatsächlich antreibt? Diese ist nämlich keineswegs so frech, sich einfach vordrängeln zu wollen. Und eilig hat sie es im Grunde auch nicht. Vielmehr will sie nur rasch der Kassiererin Bescheid sagen, dass der Leergutautomat streikt und keine

Flaschen mehr annimmt. Oder was denken, was fühlen Sie, wenn Sie die junge Frau fragen hörten: »Können Sie noch eine weitere Kasse aufmachen, damit wir alle nicht so lange warten müssen?«

. . .

Gedanken und Realität – zwei ganz verschiedene Baustellen. Was der Kopf sich so zurechtlegt und das, was objektive Tatsache ist, stimmen nicht unbedingt überein. Ja, oft genug hat das eine mit dem anderen ungefähr so viel zu tun wie die allgemeine Relativitätstheorie mit veganer Gesichtscreme.

Bestimmt haben Sie sich schon einmal dabei ertappt, wie Sie Dinge gedacht haben, die sich später, als Sie zusätzliche Informationen hatten, als falsch entpuppten. Als pure Interpretation. Das wäre nicht weiter schlimm – würden die Gedankengebilde nicht Gefühle erzeugen, die wiederum Ihr Handeln beeinflussen. Ganz typisch für solche »Denkprogramme« ist es, dass sich Emotionen zu ihnen gesellen. Und meist sind diese Emotionen negativer Art. Eine verhängnisvolle Allianz!

Emotionen und Interpretationen bedingen sich oft gegenseitig: Starke Gefühle verleiten leicht zu voreiligen Bewertungen und umgekehrt führen extreme Bewertungen zu heftigen Gefühlsreaktionen. Doch zwischen den Gedankengebilden, die dabei im Kopf entstehen, und der Wirklichkeit da draußen gibt es eine Kluft. Diese Kluft ist umso größer, je einseitiger die Interpretation ist, zu der uns das explosive Gedanken-Emotions-Gemisch verleitet.

Meine Erfahrung ist: Je intensiver die bewertenden Gedanken und die emotionale Ladung sind und je mehr beides miteinander verknüpft ist, desto größer ist das Risiko einer Fehlinterpretation. Gefühle und Gedanken stützen, befeuern sich gegenseitig – bis sie sich allmählich zu einer Katastrophe aufschaukeln.

Durch die Denkprogramme entstehen auch Ängste und Blockaden. Die Businesstrainerin Andrea Eikelmann, mit der ich Teamtrainings anbiete, hatte im Studium einen Nebenjob als Nachhilfelehrerin. Aus dieser Zeit berichtet sie, dass viele Schüler und Schülerinnen kapitulieren, sobald Mathematik auf dem Stundenplan steht. Wieso? Weil sie von sich denken, sie verstünden Mathematik nicht. Das fängt schon mit einfachen Sachen wie Dreisatz und Bruchrechnen an. Wie ist es bei Ihnen? Mögen Sie Mathematik? Vielleicht denken Sie ja auch:

- »Mädchen können kein Mathe.«
- »Das kapiere ich nie!«
- »Ich kann froh sein, wenn ich in der Arbeit noch eine Vier schaffe!«
- »Sorry, da bin ich einfach zu blöd zu!«

Solche Denkprogramme gehen mitunter auf Autoritäten wie Lehrer, Eltern oder ältere Geschwister zurück. Leider setzen sich solche Glaubenssätze für viele, viele Jahre in den Köpfen im Grunde aufgeweckter, begabter Schülerinnen und Schüler fest – nur weil irgendjemand einmal eine abwertende Bemerkung gemacht oder die Geduld beim Erklären verloren hat. Kommt dann noch eine blamierende Situation dazu, wird Mathe zum Angstfach; oft eine lebenslange Belastung.

Denkprogramme in Verbindung mit negativen Emotionen sorgen dafür, dass man nicht mehr klar denken kann. Wie Wolken, die sich vor die Sonne schieben, trüben objektiv falsche Gedanken und Gefühle die klare Sicht auf die Realität. Das Denken ist im wahrsten Sinne des Wortes vernebelt.

Das soll kein Vorwurf sein! Kein Mensch ist davor gefeit, in die Falle des vernebelten Denkens zu tappen. Auch der Protagonist aus der Geschichte mit dem Hammer nicht. Sie stammt aus einem Klassiker der Ratgeberliteratur, der *Anleitung zum Unglücklichsein* von Paul Watzlawick, und handelt von einem Mann, der ein Bild aufhängen will, aber keinen Hammer besitzt. Er weiß, dass sein Nachbar einen hat, und beschließt, zu ihm hinüberzugehen und das Werkzeug auszuleihen. Auf dem Weg zu seinem Nachbarn kommen ihm allerdings Zweifel, und so schaukeln sich seine Gedanken hoch: Vielleicht gibt er mir den Hammer gar nicht. Vorgestern hat er mich so komisch angeschaut und gestern hat er mich nicht mal richtig gegrüßt. Ob er wohl schlecht auf mich zu sprechen ist? Habe ich ihm irgendwas getan? Ich jedenfalls würde ihm sofort meinen Hammer ausleihen, wenn ich einen hätte. Wenn ihm was nicht passt an mir, dann soll er es mir doch einfach sagen! Wie kann man nur so unfreundlich sein und seinem direkten Nachbarn einen einfachen Gefallen verweigern? Womöglich bildet er sich noch ein, dass ich auf ihn angewiesen bin, weil ich keinen Hammer habe.«

Als er dann vor dem Haus seines Nachbarn steht und klingelt, geht die Tür kaum auf, und aus dem Mann bricht es schon hervor: »Ich brauche Ihren verdammten Hammer nicht!«

. . .

Die Geschichte überspitzt natürlich das Phänomen und macht daraus eine Karikatur. Trotzdem steckt in ihr ein wahrer Kern. Denn weder Sie noch ich sind gegen das Problem des vernebelten Denkens im Alltag immun.

Vor einiger Zeit hinterließ zum Beispiel jemand einen Kommentar auf meiner Facebook-Seite. Tenor: Eines meiner

Lamas, Hannibal, habe aber ein riesiges Gebiss. So extrem vorstehende Zähne. Das sei doch nicht normal!

Sie können sich denken, dass ich auf meine Lamas nichts kommen lasse.

»Wie kann die es wagen, meinen Hannibal anzugreifen?«, dachte ich verärgert. »Was hat sie bloß gegen meine Lamas? Das ist doch …«

Andererseits weiß ich mittlerweile nur zu gut, wie Social Media funktioniert, und hütete mich daher, aus dem Affekt einen scharfen Antwortkommentar zu schreiben. Ich schlief eine Nacht über die Sache. Am nächsten Tag erwiderte ich sachlich, dass Lamas als Pflanzenfresser eine Kauplatte haben, dass wir Hannibal und seine Artgenossen regelmäßig tierärztlich untersuchen lassen und dass mit unseren Tieren auch sonst alles in bester Ordnung ist. Und siehe da: Die Dame, die den ursprünglichen Kommentar abgegeben hatte, bedankte sich für die Erklärung und führte den Dialog mit ein paar aufrichtig interessierten Fragen fort. Es stellte sich heraus, dass sie ihren ersten Kommentar in keiner Weise böse gemeint hatte. Die Geschichte hätte aber auch ganz anders enden können.

Das vernebelte Denken läuft in der Praxis auf drei wesentliche Punkte hinaus:

- Sie ziehen vorschnell Schlüsse, die nur scheinbar naheliegen – aber oft genug schlicht falsch sind.
- Sie regen sich über Dinge auf, die Sie genauso gut gelassen hinnehmen könnten – und das raubt Ihnen letztlich Kraft und Energie.
- Sie überdramatisieren Lappalien – und fühlen sich dabei noch im Recht.

Noch einmal – das sollen keine Vorwürfe sein! Sondern es sind lediglich Feststellungen, die die normalen Denkgewohnheiten von schätzungsweise 90 Prozent unserer Mitmenschen abbilden.

Dummerweise haben diese Denkmechanismen vielfältige negative Nebenwirkungen, von denen ich nur ein paar wenige beispielhaft nennen möchte:

- Sie übersehen zahlreiche Denk- und Handlungsmöglichkeiten und fühlen sich einer subjektiv empfundenen Alternativlosigkeit ausgesetzt.
- Sie sind nicht so kreativ, wie Sie sein könnten, und bleiben weit hinter Ihrem eigentlichen Potenzial zurück.
- Sie haben weniger Energie und damit auch weniger Freude an Ihren Tätigkeiten – privat wie im Beruf.

Nüchtern betrachtet hätten Sie immer die Möglichkeit, etwas anderes zu denken als das, was Ihnen als Erstes in den Sinn kommt. Schließlich sind Sie ein eigenständiges Individuum mit freiem Willen und persönlicher Entscheidungsfreiheit. Aber in dem Moment, da Sie sich mitten in der fraglichen Situation befinden, fällt es Ihnen schwer, Ihrem Denken eine andere Richtung zu geben. Zu stark sind die Emotionen, zu eingefahren Ihre Gedankenrichtung. Sie haben keine andere Wahl: Sie können nur diese eine, vermeintlich naheliegende Möglichkeit in Betracht ziehen und dem erstbesten Gedanken folgen, der Ihnen durch den Kopf schießt. Sie nehmen also diese Richtung – und landen prompt bei einer falschen Bewertung der Situation.

Woran liegt das? Was hindert Sie daran, das Ruder in die Hand zu nehmen und Ihre Gedanken selbst zu steuern? Warum ist Ihr Denken in solchen Momenten »vernebelt«?

Gedanken-Mahlstrom

Das vernebelte Denken, das Anhaften an immer denselben negativen Gedanken, hängt stark mit Gewohnheiten zusammen. Die sorgen dafür, dass die Nebelmaschine im Kopf automatisch anspringt.

Einmal in die Falle geraten können Sie gar nicht anders, als immer dasselbe zu denken. Wie eine junge Mutter, die mit Freunden und Bekannten nur noch über ihre Kinder spricht. Es gibt kein anderes Thema mehr als das, was die Kinder gerade lernen, womit sie spielen, was sie anziehen … Die ganze Welt dreht sich nur noch um den Nachwuchs. Oder denken Sie an Angestellte in größeren Unternehmen, die tagaus, tagein im Aufgaben-Abarbeiten-Modus vor sich hin rödeln und den Sinn ihrer Tätigkeit gar nicht mehr hinterfragen. Die eigene Kreativität bleibt auf der Strecke. Wie am Fließband.

Stellen Sie sich vor, Sie durchqueren zum ersten Mal einen Urwald. Schritt für Schritt kämpfen Sie sich voran. Mit einer Machete bahnen Sie sich einen Weg, den es vorher noch nicht gegeben hat. Dann gehen Sie denselben Weg zurück und stellen fest: Jetzt brauchen Sie schon nicht mehr gegen das Unterholz anzukämpfen, weil bereits eine Schneise da ist. Wenn Sie vom Ausgangspunkt aus erneut loslaufen, haben Sie schon einen Trampelpfad erzeugt. Noch ein paar Mal hin und her – und irgendwann ist da ein breiter Weg, ein Schotterweg, eine Straße und schließlich eine Autobahn. Ähnlich verhält es sich mit den negativen Gedanken (und übrigens auch mit den positiven).

Die einmal geschaffenen Denkstrukturen verfestigen sich, werden zu immer breiteren Bahnen, die kein Abweichen mehr erlauben, weil es schlichtweg unnötig erscheint.

Haben Sie sich auch schon dabei ertappt, dass Sie im Auto eine Abzweigung verpasst haben, weil Sie unbewusst dem täglichen Weg zur Arbeit gefolgt sind, obwohl Sie eigentlich ganz woandershin fahren wollten? Sie sind auf die altvertraute Spur gekommen, weil Ihr Verhalten von Ihrem automatischen Denkmuster, Ihrer Gewohnheit, bestimmt war.

Wie ein Autobahnnetz aus gewohnten Gedanken haben Sie Gedankenstrukturen im Kopf: Sie brauchen nur zur »Autobahnauffahrt« kommen und schon denken Sie (nur noch) in die eine Richtung. Dies sind automatische Gedanken und Glaubenssätze.

Ganz ähnlich wie in einem dichten Dschungel aus einem Trampelpfad eine Autobahn entsteht, entstehen also Gedankenbahnen. Ich stelle es mir immer so vor: Wird ein neuer Gedanke zum ersten Mal gedacht, dann bildet sich eine neue neuronale Verbindung. Denke ich diesen Gedanken immer wieder, wird aus der leichten Verbindung (Trampelpfad) eine immer stabilere Stelle im neuronalen Netzwerk (Autobahn). Eine Gedankengewohnheit ist geboren.

Das Beispiel verdeutlicht aber auch, dass man beim ersten Weg durch den Dschungel viel Kraft und Energie braucht. Will man seine gewohnten Denkpfade verlassen, braucht man Entschlossenheit (Machete). Vielleicht kennen Sie das auch: Will man etwas verändern, muss man zuerst Widerstände überwinden und Durchsetzungskraft aufbringen. Dann wird es aber von Mal zu Mal leichter. Hat man den Weg einmal geebnet, läuft es beinahe automatisch.

Diese Wirkungsweise können Sie in Veränderungsprozessen aber auch für sich nutzen: Machen Sie sich klar, dass der Anfang, die ersten Durchgänge, am schwersten sind. Ist der Anfang erst gemacht, wird es leichter. Haben Sie es am Ende oft genug wiederholt, wird es richtig leicht, denn dann läuft Ihr neues Gedankenmuster automatisch ab und Sie können sich zurücklehnen.

Automatismen führen dazu, dass Sie im Althergebrachten verharren. Nicht immer sind sie auf unbewusste Gewohnheiten zurückzuführen, die Sie sich im Laufe Ihres Lebens angeeignet haben. Es gibt auch unbewusste Gedanken, die auf frühkindliche Erfahrungen zurückgehen oder auf tradierten Glaubenssätzen beruhen. Sie werden zu dem, was ich Gedankenspiralen nenne. Diese sind praktisch immer vergangenheitsbehaftet. Wir rechnen quasi die Vergangenheit hoch und erwarten daraus die Zukunft.

Bestes Beispiel dafür sind Prüfungen jeder Art. »Ach du Schande … Vor drei Jahren bin ich auch durchgefallen, obwohl ich dachte, ich wäre gut … Schon im Abi musste ich in die Nachprüfung … Die Hälfte der Übungen habe ich zwar gemacht, aber nicht verstanden … Bei zwei Seminaren habe ich gefehlt, bestimmt wurde da der wichtigste Teil des Stoffes behandelt …«

Und so geht es weiter, munter im Kreis. Die Gedankenabläufe sind immer dieselben. Und wie selbstverständlich kreisen sie nur um Fehlschläge und kritische Situationen in der Vergangenheit. Negative Gedankenspiralen entspringen negativen Erfahrungen und Glaubenssätzen. Manche davon begleiten einen Menschen von frühester Kindheit an sein Leben lang. Sie werden von den Eltern übernommen und an die eigenen Kinder weitergegeben – natürlich nicht in böser Absicht, sondern nach bestem Wissen und Gewissen oder unbewusst.

So wie bei der Mutter, deren Tochter an einer unserer Lamawanderungen für Kinder teilnehmen wollte. Schon bei der telefonischen Anmeldung äußerte sie nach jedem zweiten oder dritten Satz die Sorge, dass das Wetter zu dem gebuchten Termin schlecht werden könnte. Am nächsten Tag – es regnete in Strömen – klingelte das Telefon.

»Oh je«, beklagte sich die Mutter des Mädchens, »das Wetter ist schlecht. Was machen wir nur, wenn das Wetter bei der Lamawanderung auch so schlecht ist? Ich fände es nicht gut, wenn die Kinder durch den Regen stapfen müssen. Und heute gießt es wie aus Eimern! Wenn das Wetter übermorgen immer noch so schlecht ist, kann Sophie auf keinen Fall an der Wanderung teilnehmen …«

Sie machte sich tausendundeinen Gedanken über das Wetter. Meine Kollegin Andrea Eikelmann hörte sich ihre Vorbehalte geduldig an und versuchte, sie zu beruhigen.

»Geben Sie Ihrer Tochter doch vorsorglich eine Regenjacke und Gummistiefel mit«, riet sie ihr. »Außerdem gibt es unterwegs Möglichkeiten, um sich bei einem kurzen Schauer mal unterzustellen.«

Auch am Morgen dieser Lamawanderung öffnete der Himmel seine Schleusen. Keine fünf Minuten später klingelte das Telefon.

»Wie ich es mir fast gedacht habe – das Wetter macht nicht mit!« Sophies Mutter klang sehr unglücklich, schließlich habe sie ihrer Tochter durchaus ermöglichen wollen, an der Lamawanderung teilzunehmen.

Doch als es losging, tauchte Sophie trotzdem auf.

Anfangs regnete es auf dieser Wanderung. Aber nicht lange. Nach einer halben Stunde riss der Himmel auf, die Sonne kam heraus und es wurde ein angenehm warmer, bis zum Abend regenfreier Herbsttag. Für die Kinder war der Regen übrigens ein willkommenes Geschenk. Sie hatten in ihren Gummistiefeln riesigen Spaß: Jede Pfütze wollte erobert und durch-watet werden. Und Lama Kasimir machte es ihnen nach. Ja, Kasimir, unser ältestes Lama, liebt Pfützen. An warmen Tagen nutzt er gern die lange Leine aus und macht einen extra Bo-gen, um durch das Wasser laufen zu können. Aber zurück zu Sophie: Ende gut, alles gut? Weit gefehlt!

Zufällig bekam ich mit, wie Sophie einem anderen Mäd-chen aus der Gruppe erzählte, dass ihre Mutter ihr im Vorfeld Medikamente gegeben hatte, damit sie nicht krank werden würde. Keine Globuli oder Bachblüten, sondern echte Tablet-ten. Vorsorglich wohlgemerkt. Das andere Mädchen machte große Augen, und ich erst recht. Der Grund für die knallharte Prophylaxe: Sophies Familie beabsichtigte, ein paar Tage später in den Urlaub zu fahren. Also durfte das Mädchen unter keinen Umständen krank werden.

Stellen Sie sich selbst einmal folgende Fragen: Gibt es Situa-tionen in Ihrem Leben, in denen Sie aus Angst Situationen vorwegnehmen und versuchen, etwas zu vermeiden? Was den-ken und fühlen Sie dabei? Geben Ihnen solche »Prophylaxe-maßnahmen« Energie oder rauben sie Ihnen Energie?

Wussten Sie, dass …

… ein Regenspaziergang heilsam sein kann? Im Regen kann man besonders gut durchatmen, denn er wäscht die Luft rein: Staub, Pollen und schädliche Partikel werden zu Boden ge-drückt. Ein Spaziergang im Regen kurbelt unsere Durchblu-tung an und baut dabei jede Menge Stresshormone ab. Was wollen wir mehr? Vielleicht das noch: Die Naturgeräusche durch den Regen bringen uns ganz automatisch in einen Zustand der Ruhe und Gelassenheit.

Genießen Sie also auch mal den Regen. Wie Bob Marley schon sagte: »Manche Menschen können den Regen spüren. Andere werden nur nass.«

Wie in dem Beispiel mit Sophie – so fängt das an mit dem negativen Denken. Die Kinder lernen es früh, indem sie es sich von ihren Eltern und von ihrer Umgebung abschauen und übernehmen. So wie im Grunde alles, was sie von ihren Eltern mitbekommen. Kinder lernen nicht nur durch das Nachahmen von Alltagstätigkeiten, sondern sie imitieren auch die Art, wie ihre Eltern die Welt sehen.

»Wenn ich bei Regen wandern gehe, werde ich krank!«

»Ich muss Medikamente schlucken, damit ich nicht krank werde!«

»Wenn ich in den Urlaub fahren will, darf ich auf keinen Fall krank sein!«

Die Weltsicht schlägt sich in Form von Glaubenssätzen dieser und ähnlicher Art nieder, die wiederum zu automatischen Gedanken führen. Die passende Erfahrung dieser oder jener Freundin oder das Missgeschick, das diesem oder jenem Bekannten irgendwann einmal passiert ist, ist Wasser auf die Mühlen solcher Denkspiralen.

Im Kopf läuft es so ab: Alle Sinneseindrücke von außen (außer Gerüchen) kommen zuerst im Thalamus an. Der liegt zentral im Gehirn und hat unter anderem die Aufgabe, die eingehenden Informationen an die unterschiedlichen Stellen im

Kortex weiterzuleiten. Dort finden die kognitiven Prozesse statt. Das heißt, wir können die Sinneseindrücke bewusst wahrnehmen, darüber nachdenken und sie reflektieren. Dann erst werden sie von dort an die Amygdala, unser emotionales Gehirn, weitergeleitet. Die Amygdala, auch Mandelkern genannt, ist wichtig für das Speichern und Verarbeiten unserer Emotionen. Da der Kortex zwischen Thalamus (Informationseingang) und Amygdala (Reaktion) geschaltet ist, kann man hierbei auch von einem langsamen Weg sprechen.

Den schnellen Weg nehmen die Außenreize, wenn wir im Stress sind: Denn dann wird der vermeintliche Umweg über den Kortex vermieden und die Sinneseindrücke gehen direkt vom Thalamus in die Amygdala. Das bedeutet, dass wir zwischen dem Sinneseindruck von außen und unserer emotionalen Reaktion keine Eingriffsmöglichkeit haben. Unser Gehirn reagiert auf Autopilot. Wir sind in einem automatischen Reaktionsmuster gefangen. Das Problem dabei ist, dass die Amygdala auf der Grundlage vergangener Erfahrungen entscheidet. Was früher einmal hilfreich war, kann heute hinderlich sein. Dieses automatische Reaktionsmuster, ausgelöst durch die Amygdala, ist wenig hilfreich, da es uns durch die vergangenheitsbezogene Sichtweise daran hindert, auf wirklich intelligente, in die Zukunft gerichtete Lösungen zu kommen.

Auch versetzen negative Bewertungen und Beurteilungen unser Emotional-Gehirn in Alarmbereitschaft, da jede negative Beurteilung den Überlebensmodus (Flucht, Angriff, Starre) in Gang setzt. Was in wirklichen Gefahrensituationen, bei denen es um unmittelbare Gefahr für Leib und Leben geht, sinnvoll ist, ist in »unechten« Gefahrensituationen absolut destruktiv. Heute sind wir in der Regel nicht wirklich in Situationen, in denen es um das nackte Überleben geht. Wenn wir ein Dach über dem Kopf haben, etwas zu essen und zu trinken haben und nicht abgeschnitten sind von sozialen Kontakten, dann geht es nicht wirklich um das blanke Überleben. Dann sind unsere weitergehenden Denk-Fähigkeiten gefragt, die über Flucht, Angriff, Starre einer Gefahrenbeurteilung hinausgehen.

Nehmen wir beispielsweise die Frage: »Wie siehst du denn aus?!«Vielleicht haben Sie als Teenager diesen Ausruf öfter von jemandem gehört, der Sie gehörig schlechtmachen wollte. Der Sie vor der ganzen Klasse als unmodisch, out oder als Außenseiter bloßstellen wollte. Sie fühlten sich immer gänzlich ohnmächtig und wurden dadurch stinkwütend.

Jetzt hören Sie die Frage heute wieder. Nur, dass Sie gerade total im Stress und unter Zeitdruck sind und nicht wissen, wo Ihnen der Kopf steht. »Wie siehst du denn aus?« Doch diesmal ist es die Frage eines freundlich gesinnten Menschen. Sie kriegen es gar nicht mit, aber es schwingt in der Frage Mitgefühl mit und die Sorge, Sie könnten krank sein. Doch Sie können nicht anders und reagieren wie früher emotional wütend und abwehrend. Sie stoßen die andere Person gehörig vor den Kopf. Und das nur, weil die Information stressbedingt direkt in der Amygdala gelandet ist und dort Ihr altes Gefühlsmuster aufgerufen hat. Die Information nimmt bei Stress eben nicht den Weg über Ihr bewusstes Denken (den Kortex), sondern wird per Autopilot bearbeitet und löst direkte Gefühlsreaktionen aus.

Aber auch Gedanken kommen dabei hoch und denen sind wir dann meist hilflos ausgeliefert. Sie ahnen es: Das bleibt nicht ohne Folgen für die eigenen Handlungen und damit für das ganze Leben. Auf diese Weise wachsen die Barrieren im

Kopf. Die Liste an Dingen, die Sie für unmöglich halten, weil Sie sie sich nicht vorstellen können, wird immer länger. Der negative Gedanken-Mahlstrom setzt Ihrem Vertrauen in die eigenen Fähigkeiten und Möglichkeiten – und damit Ihrem Selbstvertrauen – unnötige Grenzen.

»Das geht nicht!«

»Ich kann das nicht!«

»Ich muss …!«

»Ich bin nicht gut genug!«

»Ich kann das nicht gut genug!«

»Ich habe zu wenig Ahnung, zu wenig Erfahrung!«

»Ich werde das nie können, deshalb lohnt es sich nicht, das zu lernen!«

»Ich muss das so und so machen!«

»Das ist halt so!«

»Das war schon immer so!«

»Das kann gar nicht funktionieren!«

Merken Sie was? Solche verinnerlichten Glaubenssätze bewirken, dass sich der eigene Erfahrungs- und Entfaltungsspielraum verengt. Kein Wunder, denn man kann nichts in die Tat umsetzen, was man nicht für möglich halten und sich vorstellen kann. Die Grenzen im Kopf wirken sich also auf die Handlungsspielräume aus, indem sie ganze Teile von Verhaltensmöglichkeiten von vornherein verhindern.

Drei Sorten Gedanken

Laut den jüngsten Erkenntnissen der Hirnforschung denkt jeder Mensch durchschnittlich etwa zwischen 40 000 und 80 000 Gedanken pro Tag. Sie lassen sich grob in folgende Kategorien aufteilen:

- Neutrale Gedanken (etwa 70 Prozent)
- Negative Gedanken (etwa 27 Prozent)
- Positive Gedanken (etwa 3 Prozent)

Der mit über zwei Dritteln weitaus überwiegende Anteil der Gedanken besteht – salopp gesagt – aus unbedeutendem, flüchtigem Blabla. Diese Art von Gedanken wiederholen sich oftmals. Sie sind nicht neu.

Daneben sind über ein Viertel der täglich gedachten Gedanken pessimistischer Art. Sie kreisen um Probleme, lassen uns oder andere in schlechtem Licht dastehen und haben auch sonst einen durchweg destruktiven Charakter.

An letzter Stelle stehen die konstruktiven, neuen, positiven Gedanken. Sie machen den geringsten Teil aus. 3 Prozent – das ist erschreckend wenig. Angesichts dieser Quote würde jeder Motivationstrainer die Hände über dem Kopf zusammenschlagen. Ein wirklich niederschmetterndes Ergebnis! Aber man kann dem entgegenwirken.

Kann das wirklich sein, dass wir uns von vernebeltem Denken leiten lassen? Dürfen wir uns gefallen lassen, dass unsere negativen Gedankenspiralen unser Handeln und damit unser Leben bestimmen? Oder gibt es vielleicht einen Ausweg aus dem Dilemma? Irgendetwas muss doch zu tun sein, damit wir dem Sog des Mahlstroms ein- für allemal entkommen! Schauen wir uns zunächst einen gern versuchten Weg an – der aus meiner Sicht aber nicht funktioniert.

Die rosarote Brille

»Think positive – immer positiv denken!«
»Ich kann alles schaffen, wenn ich nur will!«
»Mir geht's super, ich bin glücklich und zufrieden!«
»Lächle, denn es könnte schlimmer kommen!«
»Mach es wie die Sonnenuhr, zähl die heiteren Stunden nur!«
Esoteriker und Motivationstrainer vermitteln gern aufbauende, affirmative Maximen. Leitsätze, die sich wunderschön anhören und zu positivem Denken verhelfen sollen. Solche Sätze nehmen die Menschen aus den Veranstaltungen mit und versuchen fortan, danach zu leben. Und sicher können sie hilfreich sein. Die Frage ist nur: für wie lange?

Ehrlich gesagt bin ich keine Verfechterin davon, jedem Unglück, jedem Missgeschick, jeder Situation positive Sätze entgegenzuhalten. Das Problem ist nämlich: Während Sie versuchen – ganz nach Lehrbuch – Affirmationen aufzusagen wie »Mir geht es prima!«, können Sie gar nicht anders als einen Widerstand zu spüren – in dem Fall, dass das, was Sie sagen, für Sie einfach nicht stimmt. Während Sie also versuchen, sich zu motivieren, läuft in Ihrem Unbewussten eine Art Gegenprogramm ab. Ausgelöst durch den Motivierungsversuch.

»Ich liebe meinen Wecker! Jeden Morgen erinnert er mich daran, dass es mir von Tag zu Tag besser geht!«

Hört sich toll an, oder? Doch wenn Sie eine Nachteule sind und ernste Schwierigkeiten haben, morgens früh aufzustehen, tun Sie mit einer solchen Affirmation nichts anderes, als sich selbst zu belügen. Denken und Fühlen widersprechen sich. Die beiden Kräfte treten in eine Art Konkurrenzkampf. Der neue Leitsatz bildet einen Gegensatz zur persönlichen Erfahrung.

Das kann nicht gutgehen. Ich behaupte, dadurch wird alles nur noch schlimmer. Der Konkurrenzkampf von Denken und Fühlen zehrt an der Energie. Der erwünschte Effekt des Motivationstrainings verkehrt sich ins Gegenteil: Die subjektiv empfundenen Defizite und Beschwerden verstärken sich.

Der Zwang, positiv denken zu müssen, ist eine ausgemachte Scheinlösung. Es ist, als würden Sie die rosarote Brille aufsetzen und dieselbe Welt durch die eingefärbten Gläser anschauen. Daran ist nichts echt, nichts authentisch, nichts ehrlich. Sich etwas einzureden und dann festzustellen, dass die Realität doch anders ist – das ist bitter.

Schlimmstenfalls verschärft das Prinzip des notwendigen positiven Denkens nicht nur das Problem, sondern führt direkt in einen neuen negativen Gedankenstrudel. Ein Teufelskreis, aus dem es vermeintlich kein Entrinnen gibt: »Aber bei den anderen funktioniert das doch mit der Affirmation! Warum nicht bei mir? Habe ich was falsch gemacht? Bin ich ein schlechter Mensch? Vielleicht habe ich es nicht genug gewollt?«

Gibt es vielleicht eine andere Lösung, um die Wogen zu glätten, wieder klar zu denken und die Probleme wirklich zu lösen?

Der Pegelstand

So, Frau Pracht, jetzt biegen wir rechts ab in Richtung Neubaugebiet!«

Meine praktische Fahrprüfung verlief zunächst sehr entspannt. Rückwärts einparken, auf offener Strecke wenden, eine kurze Autobahnfahrt – darin hatte ich Übung und brachte alles ohne Einwände des Fahrprüfers hinter mich.

Bei der Stadtfahrt dagegen wurde es zwischendurch brenzlig. Mein Fahrlehrer und der Prüfer unterhielten sich gerade sehr angeregt über die aktuellen städtebaulichen Veränderungen, da merkte ich auf einmal, dass der Fahrlehrer mir hektische Blicke zuwarf. Ich wurde furchtbar nervös, sah auf den Tacho, vergewisserte mich der richtigen Spur. Alles in Ordnung. Vorsichtshalber drosselte ich das Tempo. Wieder schaute der Fahrlehrer zu mir rüber – einmal, zweimal …

Was war nur los? Meine Nervosität hatte sich mittlerweile in akuten Stress verwandelt. Ich wusste nicht mehr, wo ich war und wo ich hinwollte. Mein Denken setzte völlig aus. Beinahe hätte ich die nächste Kreuzung übersehen. In einem Anflug von Panik bremste ich, schaltete herunter, hielt nach dem Querverkehr Ausschau … und entdeckte buchstäblich im letzten Moment ein Schild.

Durchfahrt verboten!

Vor mir lag das Straßenbahndepot. Ich musste abbiegen. Ich holte tief Luft – auf den Prüfer muss es theatralisch gewirkt haben. Tatsächlich hatte ich allen Grund durchzuatmen!

»Links oder rechts?«, fragte ich.

»Fahren Sie links«, meinte der Prüfer.

Plötzlich konnte ich wieder denken. Panik und Stress klangen ab. Keine Viertelstunde später hatte ich meinen »Lappen« in der Tasche.

. . .

Hektik, Aktionismus, völlige Verwirrung: Das passiert, wenn sich das Denken ausschaltet. Sie tun Dinge, die Sie sonst nicht tun würden. Sie sehen die Bandbreite Ihrer Handlungsmöglichkeiten nicht und agieren – direkt gesagt – ziemlich kopflos. Für geistige Unschärfe braucht es allerdings nicht unbedingt die Hektik des Alltags oder die Anspannung einer Prüfungssituation.

Das klare Denken schaltet sich immer dann aus, wenn Sie aus dem Gleichgewicht geraten – im Hinblick auf Berufs- und Privatleben, Anspannungs- und Erholungsphasen, Denken und Fühlen, Technikkompetenz und Umweltbewusstsein, Sympathikus und Parasympathikus. Es passiert, wenn Sie in einem dieser Bereiche ein Defizit entstehen lassen – wenn also der Pegelstand niedrig ist.

Wenn ein Mensch seine innere Balance verloren hat, wirkt sich das nicht nur auf seine Herzkohärenz aus, wie im zweiten Kapitel beschrieben. Die ungünstigen Unregelmäßigkeiten im Herzschlagmuster, die bei Stress messbar sind, wirken sich sowohl auf das limbische System aus, das den emotionalen Teil unseres Bewusstseins repräsentiert, als auch auf den Neocortex, in dem im weitesten Sinne das Denken stattfindet.

Der Verlust dieses inneren Gleichgewichts kann verschiedene Ausdrucksformen annehmen – von der geringen Stressresistenz in Situationen, die Belastbarkeit erfordern, zum Beispiel Prüfungen, Vorstellungsgespräche, wichtige Geschäftstermine,

Zeitdruck – bis hin zu dem feinen, subtilen, unterschwelligen Stress, der sich wie eine schwer zu bestimmende Sehnsucht anfühlt. Ein Heimweh nach sich selbst, eine innere Unruhe, ein Kribbeln. Wenn Sie diesem Gefühl nachspüren, werden Sie vielleicht den Eindruck gewinnen, dass Sie in einem Leben festsitzen, dass Ihnen gar nicht entspricht. Vielleicht haben Sie das Gefühl, etwas in Ihrem Leben verändern zu müssen. Sie wissen bloß nicht, was genau. Das sorgt für Gedankenkarusselle, die sich ungefähr so anhören:

»Wenn ich damals das Angebot der anderen Firma als Kundenberaterin angenommen hätte – wo stünde ich dann wohl heute! Stattdessen muss ich wohl bis an mein Lebensende in der Buchhaltung arbeiten …«

»Eigentlich müsste ich mal wieder öfter die Geige auspacken. Früher habe ich konzertreif gespielt, und jetzt …? Ach, ich lass es lieber. Gibt ja eh genug Leute, die besser sind als ich …«

»Ich sitz hier mit meinem Job im Flachland fest, dabei würde ich so gern mal wieder die Berge sehen. Und zwar länger. Vielleicht sogar in einer einsamen Hütte leben und selbst produzierten Ziegenkäse verkaufen. Aber das geht ja nicht, weil …«

Solche Gedanken hören sich zwar harmlos an, auf Dauer mindern sie aber Ihre Lebensqualität. Sie schränken Sie ein. Sie stürzen Sie in einen Zustand der Machtlosigkeit.

Solche Gedanken limitieren Sie in Ihrem Dasein und geben Ihnen den Eindruck, Sie haben keine Möglichkeit, sich Ihren Begabungen und Interessen gemäß zu entfalten, geschweige denn Ihre Träume zu leben. Die negativen Gedankenspiralen halten Sie gefangen – es tauchen keine intuitiven Impulse mehr auf. Sie sehen keine Antworten auf Ihre Fragen, keine Lösungen für Ihr Problem. Womöglich fühlen Sie sich sogar von Ihren negativen Gedanken gesteuert.

Das Gefühl dabei: »Es denkt mich!«

Wenn diese Beschreibung auf Sie zutrifft, dann bedeutet es, dass Sie stark im Reaktionsmodus sind. Sie reagieren auf äußere Reize mit Begründungen wie: »Das ist doch die Realität. Es gibt nun einmal keine Stellen für Künstler. Also muss ich diesen Job machen und Geld verdienen.« Dabei muss das objektiv ja gar nicht stimmen.

Ich behaupte, der Mensch – jeder Mensch! – ist prinzipiell in der Lage, durch die Kraft seiner Gedanken Einfluss auf die Realität zu nehmen. Um nicht zu sagen: Realität zu erschaffen. Aber nicht wie ein Magier, der nur etwas denkt, und schon manifestiert es sich vor seinen Augen. Sie müssen nicht Harry Potter oder Hermine Granger sein, um Ihr Leben so zu gestalten, wie Sie es sich erträumen. Die Weltgeschichte ist reich an Beispielen von Menschen, die es gemacht haben.

Wie realistisch ist das?

Eine Sekretärin ohne Bachelor, der an mehreren Universitäten die Ehrendoktorwürde verliehen wird: Ist das ein Traum? Nein, es ist Realität! Seitdem Jane Goodall es vorgemacht hat.

Jane ist eine ganz normale junge Engländerin. Sie besucht eine Schule für Sekretärinnen, um sich beruflich auf ein »ordinary life« vorzubereiten. Sie interessiert sich für die Natur, besonders für Tiere und Afrika. Aber dahinkommen wird sie wohl nie, denkt sie. Immerhin kann sie über die Tiere lesen …

Im Alter von 23 Jahren hat sie unerwartet die Gelegenheit, bei einem ehemaligen Schulkameraden auf einer kenianischen Farm Urlaub zu machen. Dort lernt sie den Archäologen und

Paläontologen Louis Leakey kennen und fängt an, für ihn als Sekretärin zu arbeiten. Ihr Interesse an Tieren und vor allem an Schimpansen bringt ihn dazu, ihr zu den finanziellen Mitteln für ein Promotionsstudium in Verhaltensforschung an der Universität Cambridge zu verhelfen. Und Jane sagt Ja.

Viele Jahre später ist Jane Goodall nicht nur eine renommierte Forscherin im Bereich Verhaltensbiologie von Primaten, sondern auch eine engagierte Aktivistin, die sich für das Verständnis und den Schutz der Schimpansen und ihrer Lebensräume einsetzt. Sie initiierte zahlreiche internationale Projekte für Schimpansen, rief unterschiedliche Aktionen im Bereich Natur- und Umweltschutz, auch für Kinder ins Leben, promovierte an der University of Cambridge – obwohl Sie nicht einmal einen Bachelor-Grad besaß und eigentlich die formalen Voraussetzungen nicht erfüllte. Sie schrieb im Laufe der Jahre mehrere Bücher und erhielt diverse Preise, darunter den Kyoto-Preis, den Konrad-Lorenz-Preis und den »Bambi« in der Kategorie *Unsere Erde*. Sie hat mehrere Ehrendoktorwürden erhalten und ist nicht zuletzt auch hochrangiges Mitglied des »Order of the British Empire«.

Zur Erinnerung: Angefangen hatte sie als Sekretärin.

Die Kraft der Gedanken macht allerdings nicht nur Unwahrscheinliches, sondern auch scheinbar Unmögliches möglich. Das zeigt der Lebenslauf des Dokumentarfilmers und Schriftstellers Clemens Kuby. Kuby studierte Geisteswissenschaften und Jura und machte eine Ausbildung zum Filmregisseur an der Deutschen Film- und Fernsehakademie Berlin. 1981, im Alter von 34 Jahren, stürzte er aus 15 Metern Höhe auf den Asphalt. Bei diesem Unfall wurde sein zweiter Lendenwirbel zerschmettert. Die Folge war eine Querschnittslähmung.

Als Kuby mit dem Rettungshubschrauber in eine Spezialklinik gebracht wurde, geriet er in ein starkes Gewitter und bedrohliche Turbulenzen und durchlebte Todesängste. Dieses Erlebnis verschob seinen Blickwinkel auf sein Leben und ließ ihn über seinen bisherigen Weg nachdenken. Er zog Bilanz. Es kam ihm so vor, als sei sein Unfall kein Zufall gewesen, sondern vielmehr eine Art Hinweis darauf, dass er etwas verändern musste.

Und das tat Kuby: Er veränderte seine Lebensumstände radikal, stellte sein Leben auf den Kopf – beruflich wie privat. Anstatt über sein Schicksal zu hadern, suchte er eine neue Lebensperspektive. Er machte sich intensiv Gedanken darüber, wie er in Zukunft sein Leben führen wollte. Binnen eines Jahres konnte er wieder gehen – die Ärzte erklärten dies mit »Spontanheilung«.

Ich möchte mit diesem Beispiel nicht behaupten, dass sich jede Krankheit mit der Kraft der Gedanken heilen lässt. Aber ich bin überzeugt, dass positive Gedanken die Fähigkeit haben, auch in Fällen schwerer Krankheiten oder Schicksalsschläge das Erleben zu verändern. Dass sich ein tristes graues Leben, das beinahe zu Ende zu sein scheint, in das pure Glück verwandeln kann – allein durch die Kraft der Gedanken!

Dass es geht, zeigt auch das Leben von Nick Vujicic. Ohne Heilungschancen kam im Dezember 1982 in Melbourne ein Junge mit dem Tetra-Amelie-Syndrom auf die Welt, einer selten auftretenden Fehlbildung, die vermutlich auf einen Gendefekt zurückzuführen ist. Nick Vujicic wurde ohne Arme und ohne Beine geboren.

Schon als Kind litt er an Ängsten und Depressionen. Er wurde in der Schule gehänselt und versuchte bereits im Alter von zehn Jahren, sich das Leben zu nehmen, weil er keine Hoffnung und keinen Sinn mehr zu sehen glaubte.

Dann fand er zum christlichen Glauben. Während seiner Jugend veränderte sich seine Einstellung zu seinem Körper, zu seiner Behinderung radikal: Nicht länger begriff er sie als Strafe, sondern als gottgegebene Aufgabe. Mit 17 Jahren begann er, an Schulen und bei kirchlichen Veranstaltungen Vorträge zu halten. Heute lebt er in Kalifornien ein glückliches, zufriedenes und weitgehend selbstständiges Leben. Er schreibt Bücher, macht Musik, geht schwimmen und surfen und hat eine Frau, die ihn über alles liebt, und einen gesunden Sohn, der das Familienglück komplettiert. Den Sinn seines Lebens sieht er darin, anderen Menschen Hoffnung zu geben und ihnen die Liebe Gottes nahezubringen.

Nick Vujicic machte den entscheidenden Schritt, sein Denken radikal zu verändern – nicht nur, um selbst glücklich zu werden, sondern um auch andere Menschen daran teilhaben zu lassen und sie darin zu bestärken, ihr Schicksal zu meistern und ihre Träume zu leben.

Vakuumverpackte Gedanken

Wie kann das sein, dass das Denken Realität erschafft? Wo ist die Verbindung zwischen etwas Immateriellem wie Gedanken und etwas physisch Mess- und Fassbarem wie einem Pflasterstein?

In einem Interview erklärt der Biophysiker und Quantenphilosoph Dr. Ulrich Warnke, dass allein schon der menschliche Körper die Verbindung zwischen Geist und Materie, Gedanken und Realität eindrucksvoll unter Beweis stellt. Wenn wir sprechen, einen Stift oder einen Kochlöffel in die Hand nehmen, dann geht dieser Aktion ein Gedanke voraus. Ein

Gedanke, der sich über Nervenimpulse auf die Muskeln überträgt, sodass man die Auswirkung auf die Materie, auf die materielle Realität, ganz eindeutig erkennen kann.

Die Frage ist: Klappt das auch mit »größeren« Gedanken? Gedanken wie denen, die Ihnen zu Ihrem persönlichen Glück verhelfen könnten? Kann ein Gedanke nachweislich Einfluss auf die Materie nehmen?

Dass Gedanken dies können, möchte ich Ihnen anhand von zwei Erkenntnissen aus der Quantenphysik darlegen. Konkret nehmen wir den Welle-Teilchen-Dualismus und das sogenannte Vakuum einmal genauer unter die Lupe: Licht hat, wie alle anderen Arten elektromagnetischer Strahlung, sowohl Wellen- als auch Teilchencharakter. Das konnte in einem als Doppelspaltexperiment bekannt gewordenen Versuch bewiesen werden.

Bei diesem Experiment werden Lichtstrahlen (Elektronen) durch zwei nahe beieinander liegende Spalten geschickt und danach auf einem Schirm dahinter aufgefangen. Was meinen Sie, was darauf zu sehen war? Ein gemeinsamer Lichtfleck? Zwei Strahlen? Mehrere Strahlen? Unerwarteterweise zeigte sich ein mehrstreifiges Muster, wie Wellen es abbilden würden. Aber wie kann das sein? Dieses mehrspaltige Muster kann nur durch sich überlagernde Wellen entstehen. Das kann man sich auch so vorstellen: Werden zwei Steine nebeneinander ins Wasser geworfen, entstehen sich überlagernde Wellen. Das Doppelspaltexperiment zeigt, dass Elektronen, also Materie, auch zu einer Welle werden können.

Das Doppelspaltexperiment geht aber noch weiter: Auf der Suche nach einer Erklärung für dieses mehrspaltige Muster wurde das Experiment wiederholt, aber diesmal wurden die Elektronen »unterwegs« beobachtet. Genauer gesagt hat man im Bereich der Spalten, durch die die Elektronen geschickt wurden, Messinstrumente installiert und damit einen Beobachter in das Experiment integriert. Das Ergebnis brachte die Forscher erneut zum Staunen, da es ein weiteres Mysterium der Quantenphysik aufzeigte: Man bekam andere Ergebnisse, denn diesmal bildeten sich am hinteren Schirm nicht mehr mehrere, sondern nur noch zwei Streifen ab. Das bedeutet, die Elektronen reagierten jetzt nicht weiter als Welle, sondern als Teilchen. Wie kann das sein? Das Beobachten des Ereignisses hat das Experiment direkt beeinflusst. Anders ausgedrückt: Die Gedanken haben das Ergebnis verändert. Der Beobachter griff durch seine Beobachtung in das Experiment ein und bestimmte das Messergebnis mit.

Diesen Effekt gibt es auch in der Psychologie: Wer eine Studie leitet, ist immer in der Gefahr, Messwerte zugunsten des erwarteten Ergebnisses zu verfälschen.

Seit Werner Heisenbergs Unschärferelation ist bekannt, dass sich die genaue Position und Geschwindigkeit eines Teilchens niemals zur selben Zeit bestimmen lassen. Wenn die Geschwindigkeit bekannt ist, so wird die Position »unscharf« und umgekehrt. Oder anders gesagt: Wenn man weiß, wie schnell ein Teilchen ist, weiß man gleichzeitig nicht, wo es sich gerade befindet. Als würde man geblitzt, aber keiner weiß, wo.

Dann ist da noch das Vakuum. Es ist nicht etwa nur da draußen im Weltall, sondern auch in uns. Warnke macht dies anhand eines einfachen Größenvergleichs deutlich: Wenn ein Fußball dem Kern eines Wasserstoffatoms entspräche, dann wäre das nächste, zu diesem Kern gehörende Elektron 10 Kilometer entfernt. Auch wir Menschen bestehen zu über 99 Prozent aus leerem Raum – Vakuum!

Das Interessante ist nun, dass es im Vakuum keine Zeit gibt. Was einfach daran liegt, dass Zeit immer erst dann entsteht, wenn Kraft auf Masse wirkt. Im Vakuum aber gibt es keine Masse. Also kann es dort auch keine Zeit geben. Alles ist immer. Alles ist überall.

Ich weiß, das ist schwer vorstellbar, doch im Grunde geht es mir nur darum: Das Vakuum ist ein Raum, in dem viel mehr möglich ist, als wir begreifen können. Es ist ein Raum mit einer Ansammlung von unendlichen Möglichkeiten. Ich stelle es mir wie einen mit Wasser gefüllten Eimer vor, wobei jeder Wassertropfen für eine mögliche Variante, eine Option, eine Alternative steht. Warnke spricht hier von einem »Meer aller Möglichkeiten«.

Oder, um es noch einmal ganz anders zu beschreiben: Es gibt einen vormateriellen Zustand, den man auch als Energie bezeichnen könnte. Einstein stellte die berühmte Formel auf: $E = mc^2$. Energie ist gleich dem Produkt aus Masse und dem Quadrat der Lichtgeschwindigkeit. In seiner speziellen Relativitätstheorie hat Einstein damit eine Formel für die Äquivalenz von Masse und Energie aufgestellt.

Natürlich wäre die Energie von 100 000 Sonnen nicht ausreichend, um beispielsweise aus reiner Energie ein Stück Käsekuchen zu erzeugen. Das ist wohl aber auch nicht Ihr Ziel, wenn Sie dieses Buch lesen! Vielmehr geht es mir darum, Ihnen zu vermitteln, dass Gedanken und Gefühle als Formen von Energie auch das Potenzial in sich bergen, Materie und damit Realität zu erschaffen.

Die Gefühle spielen dabei eine nicht zu unterschätzende, ja sogar entscheidende Rolle! Warnke sagt sinngemäß dazu: »Nicht die Gedanken allein schaffen Realität, sondern auch die gleichzeitig investierten Emotionen und Stimmungen.«

Diese Position wird auch durch Untersuchungen des Institute of HeartMath® gestützt: Dort hat man herausgefunden, dass das elektromagnetische Feld des Herzens das stärkste des Körpers ist. Es ist 5 000-fach stärker als das des Gehirns.

Noch ein anderes spannendes Experiment: Der japanische Wissenschaftler Masaru Emoto hat Experimente mit Wasser gemacht und die Ergebnisse als Wasserkristalle sichtbar gemacht: Er hat beispielsweise Wasser in Gläser gefüllt und Worte wie »Liebe«, Dankbarkeit«, aber auch »Hass«, »Krieg« auf das Glas geschrieben. Er ließ das Wasser nach einiger Zeit zu Eis gefrieren und schaute sich die Form der Wasserkristalle im Mikroskop an. Erstaunt stellte er fest, dass das Wasser mit den positiven Begriffen sehr schöne, gleichmäßige und symmetrische Kristalle bildete. Ganz anders sahen die Kristalle des negativ informierten Wassers aus: unstrukturiert, diffus, durcheinander. Er wiederholte das Experiment mit Musik, mit Gefühlen, die die Laboranten dem Wasser entgegenbringen sollten, mit gesprochenen Worten, mit Gedanken. Immer erhielt er ähnliche Ergebnisse: die schönsten Kristalle bei positiven Informationen, Chaos bei negativen.

Gedanken und Gefühle haben also Kraft. Sie sind der Hebel, den Sie nutzen sollten! Wer sein Ziel mit ganzem Herzen verfolgt, sich nicht von Rückschlägen aufhalten lässt und aus negativen wie positiven Erfahrungen auf dem Weg wertvolle Lehren zieht, wer voll hinter seinem Anliegen steht und regelrecht dafür »brennt« – der stellt auch sein Denken fast automatisch auf die neuen, positiven Impulse ein, die seine Gefühle vermitteln. Und wenn Gefühle und Gedanken einander stützen, wenn Kopf und Herz kohärent sind, dann entfalten sie gewaltige Kräfte. Kräfte, die Ihr Leben verändern können – und zwar in die Richtung, in der Sie Ihr persönliches Glück schimmern sehen.

Gefühle und Gedanken unterstützen Sie also, wenn Sie Ihre Gedanken und Gefühle unterstützen. Geben Sie Ihren Gedanken die Aufgabe, negative Glaubenssätze aufzuspüren, um den Weg für kraftvolle Gefühle zu bahnen. Wie aber vollzieht sich diese Veränderung des Lebens durch neue Gedanken konkret?

...

Vor einiger Zeit kam Frau Müller, eine erfolgreiche, aber sehr gestresste Führungskraft zu mir ins Coaching. Sie musste berufsbedingt täglich lange Auto fahren und fühlte sich den extremen Anforderungen und der Stressbelastung nicht mehr gewachsen. Obwohl der Leistungs- und Erfolgsdruck in ihrem Job immens hoch war, hatte sie immer alles gegeben und versucht, allen Anforderungen gerecht zu werden. Ihr Stresslevel hat sich in dieser Daueranspannung immer weiter hochgeschaukelt. Bis es nicht mehr ging und sie kurz davor war, depressiv zu werden. Als sie zum ersten Mal von der entspannenden Wirkung meiner Lamawanderungen hörte, hatte sie sich gerade beurlauben lassen. Sie beschloss, an einer unserer Achtsamkeits-Lamawanderungen teilzunehmen, der »Lamawanderung zum Glück«.

Als sie eintraf, fühlte sie sich schon deutlich entspannter. Fast dachte sie, die Talsohle sei überwunden. Doch weit gefehlt! Beim langsamen Gehen mit den Lamas wurde ihr klar, dass sie immer noch voll unter Strom stand. Als sie nun mit den Tieren unterwegs war, merkte sie, dass ihre Gedanken gar nicht zur Ruhe kamen. Sie wirbelten wild umher. Sie fühlte sich gehetzt und musste dauernd an die anstehenden Termine und Aufgaben denken. Innerlich so getrieben merkte sie erst nicht, wie sie unbewusst immer schneller gehen wollte. Dabei hatte sie doch jetzt Zeit. Die Lamas wiederum wanderten in ihrem entspannten, langsamen Gang. Lamas gehen gern in einem gleichmäßigen, aber geruhsamen Schritttempo, damit sie links und rechts des Weges alles anschauen können. Das war Frau Müller zu langsam. Da die anderen Teilnehmer ganz glücklich und gelassen mit den Lamas spazierten, versuchte sie sich auf das ruhige Tempo einzulassen. Erst nach und nach stellte Frau Müller fest, dass ihr das langsame Tempo richtig guttat. Sie kam endlich wieder innerlich und äußerlich zur Ruhe.

Wenig später nahm sie an einer zweiten Achtsamkeitswanderung teil – der »Lamawanderung zum Herzen«. Die ruhige Atmosphäre und die Herzübungen erlaubten ihr, neue Kraft zu schöpfen. Vor allem aber brachten sie sie näher zu sich selbst und zu ihren vergrabenen Sehnsüchten und Wünschen. Zu ihrem Lebenstraum. Sie schwor sich, nicht mehr in ihren alten Beruf zurückzukehren. Stattdessen wollte sie zukünftig eine Tätigkeit ausüben, die ihr mehr Erfüllung bringen sollte. Die ihrem Leben mehr Sinn geben würde. Auch, wenn sie noch nicht genau wusste, was das war.

In den folgenden Wochen buchte sie einige Coachingstunden bei mir und bei den Lamas. Neben der inhaltlichen und inneren Auseinandersetzung mit ihren Themen und der Sinnsuche gehörten die innigen Begegnungen mit den Tieren zum Coaching. Sie beobachtete die Lamas regelmäßig, sammelte Eindrücke zu ihrem Wesen. Sie befasste sich mit ihren eigenen Gedanken, Gefühlen und dem Miteinander, um herauszufinden, was sie in Zukunft wirklich und von ganzem Herzen tun wollte.

Heute verwirklicht sich ihr Projekt: Kindern die Natur und gesunde Ernährung nahebringen. Sie hat eine Ausbildung als Ernährungsberaterin angefangen und will sogar noch mal studieren: Pädagogik. Ihr Ziel ist es, auf der Wiese neben der Grundschule mit Kindern alte Gemüsesorten und Kräuter zu ziehen. Dafür hat sie ihr Leben umgestellt: Sie hat ihren Job gekündigt und eine Teilzeitstelle in der Erwachsenenbildung angenommen, wo sie ihre Kenntnisse an junge Erwachsene weitergeben kann. Sie ist zwar jetzt auch wieder viel unterwegs, aber nur noch mit dem Fahrrad. Sie sagt, sie liebt es, wieder die Luft und die Jahreszeiten zu spüren und nicht mehr so viel in Räumen »eingesperrt« zu sein.

»Wenn ich auf mich selbst höre und das tue, was mir guttut, dann kann ich auch viel besser anderen Menschen helfen«, sagt sie.

Jetzt hat Frau Müller sehr viel mehr Klarheit über das Leben, das sie führen möchte. Ihre Vision: Sinn vermitteln, Kinder dafür interessieren, was ihnen guttut – angefangen bei gesunder Ernährung und einem naturverbundenen Lebensgefühl.

. . .

Klar sehen: Dazu müssen Sie Ihre Vorstellungskraft aktivieren und Ihre Gedanken beeinflussen, Ihr Denken quasi steuern – um Gefühle der Begrenzung oder der Machtlosigkeit als Lüge zu durchschauen. Und Ihren Blickwinkel ändern.

Die Mittel dafür sind uns allen in die Wiege gelegt, wir müssen sie nur anwenden:

* Träumen und sich neue, ungewöhnliche Möglichkeiten ausmalen
* die Fantasie spielen lassen, ohne die Kreativität zu »zensieren«
* »Herumspinnen« und Luftschlösser bauen
* Visionen erschaffen

- Dinge tun, die noch nie getan wurden
- unbekannte Orte besuchen
- neue Menschen kennenlernen
- mehr Ruhepausen machen und sich Mußezeiten gönnen

Wenn sich vor Ihrem inneren Auge eine Vision abzeichnet, die stark ist, die sich stimmiger anfühlt als alles, was Sie in Ihrem Leben bisher geglaubt und vertreten haben – dann hat diese Vision potenziell die Kraft, Ihr Leben umzukrempeln. Weil sie zwangsläufig Ihr Denken verändert. Und weil sie von einem starken Gefühl und einer inneren Motivation angetrieben wird. Ein übergreifender Lebenssinn, den Sie einmal identifiziert haben, verleiht Ihnen auch die nötige Kraft und Energie, Ihr persönliches Leben im Kleinen zu verändern. Sie bemerken diese Veränderung und Sie dürfen sie willkommen heißen – schließlich vertrauen Sie Ihrer Vision!

Außerdem hat Ihre Vision vielleicht den angenehmen Nebeneffekt, dass sie sich stresslösend auf Ihr Dasein auswirkt. Das betrifft nicht nur den Alltagsstress, sondern auch jenen schwer benennbaren subtilen Stress, der sich aus der Diskrepanz zwischen Ihren Wunschträumen und Ihrem realen Leben ergibt und den ich eingangs des Kapitels erwähnt habe.

Doch die Bewegung funktioniert auch andersherum: Je mehr Stress Sie abbauen, desto eher finden Sie Ihren Lebenssinn und Ihre Vision. Stress abzubauen, ist elementar wichtig, um Entspannung herbeizuführen und wieder klar denken zu können. Entspannung suggeriert schließlich dem Körper, dass er den Angriff-oder-Flucht-Modus verlassen kann. Sämtliche Areale des Großhirns werden wieder aktiviert. Der Neocortex wird hochgefahren. Das klare Denken setzt ein. Die Machtlosigkeit schwindet und Sie gewinnen Ihre Entscheidungsfreiheit und Selbstbestimmtheit zurück. Sie bekommen neues Selbstbewusstsein, denn Sie werden sich Ihrer selbst immer mehr bewusst.

Nicht zuletzt: Wenn Sie merken, dass das Denken klar wird, und Ihre Vision leuchtend vor sich sehen – dann gibt es keinen Zweifel mehr für Sie, dass sie es wert ist, auch Ihren Alltag für den übergeordneten Sinn dahinter zu verändern.

Die Folge ist: Sie werden zufriedener und glücklicher. Sie leben in der Gewissheit, dass Ihr Leben einen Sinn ergibt, der sich in etwas Größeres einfügt. Demgegenüber verlieren Probleme, die Ihnen früher über den Kopf zu wachsen drohten, an Bedrohlichkeit. Sie schmelzen in sich zusammen wie Eisberge in der Sommersonne.

Das hört sich alles ziemlich verlockend an, oder?

Aber – reicht das auch, um Ihr Leben wirklich fundamental zum Positiven zu verändern? Oder gehört da vielleicht noch mehr dazu?

Einer der wichtigsten spirituellen Lehrer unserer Zeit ist der in Deutschland geborene und heute in Kanada lebende Eckhart Tolle. Als junger Mann hatte er Depressionen und war zeitweise suizidgefährdet. Im Alter von 29 Jahren, so berichtet er in seinen Büchern und Vorträgen, hatte er eine Art Erleuchtungserlebnis, bei dem ihm klar wurde, dass Gedanken nur eine Illusion sind.

Das Dumme ist nur, dass unser Verstand diese Illusionen wie am Fließband produziert. Oder anders ausgedrückt: Der Verstand ist ein Plappermaul. Ein Schwätzer. Ständig setzt er sich mit der Vergangenheit auseinander. Dauernd kommentiert er die Gegenwart. Und er gibt unablässig Prognosen für die Zukunft ab. Der Verstand lässt keine Gelegenheit aus, um über Nebensächlichkeiten zu plappern.

»Ist die Wäsche auch schön trocken geworden?«

»Morgen wird sich bestimmt das Wetter ändern!«

»Der Typ da sieht aber komisch aus!«

»Was für ein hässliches Werbeplakat!«

»Meine Nachbarin sitzt ja schon wieder am Fenster und guckt auf die Straße. So was von neugierig!«

Das ständige Geplapper lässt keinen Platz für neue, konstruktive Gedanken. Der Speicher ist sozusagen voll mit negativem Datenmüll. Ein wahres, erfülltes, positives, selbstbestimmtes Leben ist kaum möglich. Eckhart Tolle lehrt deshalb, dass es sehr gesund sein kann, zeitweise bewusst auf das Denken zu verzichten.

Auf einer seiner seltenen Deutschlandreisen konnte ich Eckhart Tolle vor einigen Jahren in Hannover live erleben. Meine Erfahrungen mit seinen Anregungen und Übungsanleitungen sind teilweise in meine Übungen eingeflossen. Entscheidend für mich war, mir über diesen andauernden Gedankenstrom bewusst zu werden und ihn unterbrechen zu können. Durch das bewusste Nicht-Denken lässt sich nämlich die innere »Festplatte« reinigen, die innere Balance wiederherstellen und der Pegelstand ins Gleichgewicht bringen.

Wie das funktioniert, zeigen die Meditations- und Bewegungsübungen, die Sie im folgenden Kapitel finden.

So machen Sie Ihren Kopf frei

Die Albert Einstein zugeschriebene Aussage »Probleme kann man niemals mit derselben Denkweise lösen, durch die sie entstanden sind« wirft einige Fragen auf: Wie soll man Probleme sonst lösen? Was sind dieselben Denkweisen? Kann man sie überhaupt erkennen?

Wenn Sie eine Weile darauf achten, wie Sie oder Ihr näheres Umfeld mit Herausforderungen umgehen, dann können Sie relativ schnell die Denkweisen und Handlungsmuster entdecken. In aller Regel lautet das Handlungsprinzip:

Aktion → Reaktion → Reaktion auf Reaktion → und so weiter …

Dadurch entstehen immer mehr verwirrende Handlungsstränge, die letztlich gar nicht mehr kontrolliert werden können. Ein unendliches Netz aus Verstrickungen, das dazu beiträgt, die Situation zu verschlimmern.

Stellen Sie sich beispielsweise vor, dass Ihr Partner viel Zeit und Energie in seinen Beruf investiert und Sie sich dadurch vernachlässigt fühlen. Er ist kaum zu Hause, und wenn er mal da ist, dann redet er entweder nur über seinen Beruf oder will seine Ruhe haben, um sich auf den nächsten Arbeitstag vorzubereiten. Das ist die Aktion.

Nun Ihre Reaktion: Vielleicht sind sie genervt und machen ihm Vorwürfe. Sie möchten mehr Zeit mit ihm verbringen und verlangen mehr Aufmerksamkeit und Nähe von ihm.

Vielleicht sind Sie verzweifelt und sprechen Ihre Ängste aus: Sie befürchten, dass die Beziehung zerstört wird, wenn er sich nicht mehr Zeit nimmt.

Nun die Reaktion auf Ihre Reaktion: Ihr Partner wird sich jetzt vermutlich unwohl fühlen. Er verspricht, mehr Zeit mit Ihnen zu verbringen und tut es auch. Aber er hat Ihre Vorwürfe noch im Kopf und wird negative Gefühle auf Sie und Ihre Beziehung projizieren, weil er die Zeit mit Ihnen als anstrengend erfährt. Dadurch wird seine Motivation sinken, Zeit und Energie in die Beziehung zu investieren. Gleichzeitig kann seine Motivation steigen, sich beruflich noch stärker zu engagieren, um der Beziehung zu entkommen oder einfach um sich weitere Auseinandersetzungen mit Ihnen zu ersparen.

Und Ihre Reaktion auf seine Reaktion auf Ihre Reaktion? Ihre Frustration wird sich verstärken. Sie werden die Beziehung und Ihren Partner als noch unbefriedigender erleben. Wenn Sie dann abermals das Gespräch suchen und es so verläuft wie das vorherige, dann wird sich das Problem weiter hochschaukeln und im schlimmsten Fall könnte die Beziehung scheitern. Warum? Weil Sie beide innerhalb der Denkhaltung geblieben sind, in der das ursprüngliche Problem aufgetreten ist.

Ein anderes Beispiel: Jemand ist traurig und verhält sich entsprechend (Aktion). Deswegen versuchen seine Freunde ihn aufzuheitern, indem sie ihm die hellen Seiten des Lebens aufzeigen (Reaktion). Das kann dazu führen, dass er sich besser fühlen wird. Es kann aber auch das genaue Gegenteil eintreffen und er wird sich noch schlechter fühlen, weil er sich im Kontrast zu den hellen Seiten des Lebens erst recht als besonders hart vom Schicksal getroffen erlebt (Reaktion auf die Reaktion). Sein Umfeld verstärkt dann die Aufheiterungsversuche, weil es spürt, dass es ihm nicht besser geht (Reaktion auf die Reaktion auf die Reaktion), aber so wird sich das Problem weiter verschlimmern. Vielleicht kommen bei dem Traurigen sogar zusätzlich zu den negativen Gedanken und Gefühlen noch Emotionen von schlechtem Gewissen oder Wertlosigkeit dazu, weil er die gutgemeinten Bemühungen seiner Freunde nicht aufnehmen kann.

Die Frage ist: Wie steigen wir aus so einer Abwärtsspirale aus aufeinanderfolgenden Reaktionen aus?

Ein Kopf voller Gedanken

Die beiden Beispiele machen eines deutlich: Verstandesgemäße Lösungsversuche verschärfen bisweilen ein Problem eher. Der Kopf mit seiner rationalen Logik erschwert paradoxerweise ungewollt den Lösungsweg, weil er das Bekannte versucht: Ist jemand niedergeschlagen, liegt es nahe, ihn aufzuheitern. Fühlt sich jemand in der Partnerschaft vernachlässigt, liegt es nahe, dass er sich mehr Zeit einfordert. Doch wenn die Situation komplexer ist, führt das Naheliegende eben oft nicht zur Lösung, sondern in die Sackgasse.

Die Lösung liegt dann in Wegen, die der unmittelbaren Logik zu widersprechen scheinen: unerwartete, fast schon abwegige Lösungen, die den Kreislauf durchbrechen. Sie haben vor allem die Eigenschaft, dem Gegenüber ohne Druck andere, neue Handlungsräume zu eröffnen.

Zum Beispiel könnte die Frau im ersten Beispiel ihre Zeit nutzen, um sich vom Partner unabhängig zu machen. Gerade weil sie mehr Nähe will! Das widerspricht zwar jeder linearen Logik, aber diese Reaktion hätte den Vorteil, dass sich der

Partner nicht mehr so bedrängt fühlt und freiwillig wieder mehr Energie in die Beziehung einbringen kann.

Im zweiten Beispiel könnten die Freunde, statt Aufheiterungsversuche zu unternehmen, ernste Gespräche mit dem Traurigen führen und ihn in seinen Gefühlen ernst nehmen, Verständnis zeigen. Allerdings ohne ihn in seinem Leid zu bestärken. Hier geht es um den Unterschied zwischen Mitleid und Mitgefühl: Es wäre nicht hilfreich, den Freund in seiner Trauer zu bemitleiden oder selbst mitzuleiden. Hilfreich dagegen wäre Mitgefühl. Das bedeutet: Die Freunde würden den Traurigen aus einer starken Position heraus wahrnehmen und verstehen. Sie würden sich einfühlen, dabei aber selbst in der eigenen kraftvollen Position bleiben, damit sein Energieniveau sich heben kann – nicht damit ihres sich senkt. Oder sie würden die traurige Stimmung ignorieren und den Freund so behandeln, wie sie es immer tun.

Ganz gleich, was getan wird, wenn eine Zeit lang die gleiche Lösungsweise versucht wurde und sich das Problem dadurch verschlimmerte, sollte das Vorgehen geändert werden. Man könnte einfach etwas anderes ausprobieren – auch wenn man es nicht rational versteht.

Die Voraussetzung für einen erfolgreichen Kurswechsel ist verrückterweise kein noch klügerer, noch rationalerer, noch logischerer Kopf, sondern sozusagen ein leerer Kopf. Denn nur ein leerer Krug kann Wasser aufnehmen. Je weniger gedankenfixiert Sie sind, je weniger rational, desto mehr können Sie intuitiv spüren und desto mehr können Sie unterschiedliche Lösungswege auf andere Weisen erkennen. Um den Kopf frei zu bekommen, gibt es mehrere Möglichkeiten.

Drei Wege für einen leeren Kopf

In allen Kulturen, Religionen, Philosophien und spirituellen Strömungen gibt es bestimmte Verfahren, um das Gedankenkarussell zu stoppen und ein erweitertes Bewusstsein zu entwickeln. Die Inhalte der Wege mögen von Kultur zu Kultur verschieden sein. Der Zweck und das Anwendungsprinzip sind aber universell gültig.

Erster Weg – der Weg des Perspektivenwechsels

Ein Hineinspüren in das eigene Herz bringt die Gedanken zur Ruhe. Dazu eignet sich die Übung »Herzatmung« im Kapitel »So beeinflussen Sie Ihre Herzfrequenz«. Auch auf andere Weise kann man das Gedankenkarussell anhalten: durch einen Perspektivwechsel. Eine veränderte Aufmerksamkeit nimmt den kreisenden Gedanken die Kraft. Um das zu erreichen, bieten sich diese Optionen an:

* Innerlich Abstand gewinnen
* Die eigene Aufmerksamkeit lenken
* Einen anderen Blickwinkel einnehmen
* Das Bewerten aufgeben

Zweiter Weg – der Weg des bewussten Denkens

Bei diesem Weg verlassen Sie die inhaltliche Ebene der Gedanken und versuchen, auf die Metaebene zu gehen. Das bedeutet, dass Sie nicht mehr über ein Problem nachdenken, sondern das Denken selbst beobachten. Von der Metaebene aus können Sie dann entscheiden, wie Sie denken wollen. Dies ist möglich, weil Sie aufgehört haben, sich mit Ihren eigenen Gedanken zu identifizieren. Sie sind gewissermaßen in einer erhöhten Position, von der Sie alles wahrnehmen können, was in Ihrem Kopf geschieht.

Dritter Weg – der Weg absoluter Hingabe

Hierbei geht es darum, Flow-Zustände zu erreichen und voll und ganz in einer Tätigkeit aufzugehen, sodass alles andere überhaupt keine Rolle mehr spielt. Durch regelmäßiges Üben und durch die Fokussierung auf Tätigkeiten, in denen Sie sich selbst vergessen können, können Sie Herzmomente erzeugen und sich dem Fluss der Dinge hingeben. Wenn Sie etwas gefunden haben, das Sie total ausfüllt, dann leben Sie im Hier und Jetzt. Vergangenheit und Zukunft – die beiden Pole, zwischen denen sich die Gedanken bewegen – sind bedeutungslos.

Es gibt viele Momente im Alltag, in denen sich ein Flow-Zustand entwickeln kann. Wenn Sie zum Beispiel duschen und sich ganz und gar auf diese Tätigkeit konzentrieren, ohne dabei angestrengt etwas wahrnehmen zu wollen, können sich die Gedanken verflüchtigen. Das Wasser kann nicht nur Schmutz auf der Haut entfernen, sondern auch auf der mentalen Ebene Verunreinigungen wegspülen. Wer denkt schon an Termindruck, Gelächter oder finanzielle Sorgen, wenn warmes Wasser den gesamten Körper hinunterfließt? Ein anderes Beispiel ist das Singen: Wenn jemand singt, hat er weder die Zeit noch die gedanklichen Ressourcen, sich im Gedankenkarussell zu verfangen. Zumindest wenn er sich ganz dem Gesang hingibt.

Übungen für den ersten Weg

Diese Übungen haben zum Ziel, die Gedankenwelt zu beruhigen, indem andere Dinge, vornehmlich die eigenen Körperwahrnehmungen, in den Fokus gerückt werden.

Übung 1:
Aquariumübung

Um ein Verständnis für diese Übung zu entwickeln, ist es gut, die Entstehungsgeschichte zu kennen: Wir machten mit meiner Nordic-Walking-Gruppe gerade vor dem Prachtlamas-Gehege eine Pause und schauten uns die Tiere an. Da sagte ein Teilnehmer zu mir, dass er das Beobachten der Lamas sehr beruhigend fände. Er sprach von einem »Lama-Aquarium«. Der Kursteilnehmer war von der puren Beobachtung der Tiere derartig begeistert, dass er seinen Kopf freibekommen konnte – und das nutzt die folgende Übung.

Was Sie benötigen
Einen ruhigen Platz in der Natur. Am besten ist ein Ort, an dem Sie Tiere beobachten können; vielleicht Felder oder der Waldrand. Ansonsten benötigen Sie Zeit und Achtsamkeit, die aber mithilfe der Übung nach und nach kultiviert werden kann.

Los geht's!
- Begeben Sie sich an den Ort Ihrer Wahl in der freien Natur. Seien Sie dabei einfach offen für das, was kommt. Für das, was von Ihnen beobachtet werden will.
- Machen Sie es sich an dem Ort so bequem wie möglich und lenken Sie die Achtsamkeit auf Ihre Atmung. Atmen Sie tief ein und

aus. Lassen Sie sich Zeit und kommen Sie zur Ruhe. Wenn Sie möchten, können Sie die Augen schließen.

- Versuchen Sie als Nächstes, mit Ihren Sinnen die Umwelt wahrzunehmen. Was hören Sie alles? Was können Sie riechen? Wenn Ihre Augen geöffnet bleiben: Was sehen Sie vor sich? Welche Farben? Welche Strukturen? Nehmen Sie nur wahr und machen Sie es wie die Tiere: Sie leben im Hier und Jetzt und haben keine Gedanken an die Vergangenheit oder Zukunft.
- Wenn Sie die Chance haben, beobachten Sie die Tiere in ihrer natürlichen Umgebung. Beobachten Sie das Aussehen, die Bewegungen, die Augen, das Miteinander – einfach alles, was Sie an ihnen erkennen können.
- Nachdem Sie das Leben der Tiere eine Weile beobachtet haben, richten Sie den Fokus Ihrer Achtsamkeit auf sich selbst: Wie fühlen Sie sich? Wie fühlt sich Ihr Körper an? Wie atmen Sie? Vielleicht kommen Ihnen noch Gedanken in den Kopf, dann beobachten Sie sie und lassen sie vorüberziehen.
- Lassen Sie als Nächstes Ihre Wahrnehmung frei fließen und nehmen Sie die gesamte Situation wahr, in der Sie sich befinden. Versinken Sie im Zustand des reinen Beobachtens. Sie können das Gesamtbild oder Details betrachten. Nutzen Sie Ihre Achtsamkeit, um mit Ihrer Umwelt in Einklang zu kommen.
- Lenken Sie am Ende Ihre Aufmerksamkeit auf Ihren Körper. Atmen Sie tief ein und aus. Bewegen Sie sich leicht, recken und strecken Sie sich. Seien Sie wach und ganz da.

Tipps & Hinweise

Die Aquariumübung gelingt am besten, wenn Sie in der freien Natur sind, weil dort natürliche Prozesse ablaufen und sich der Geist durch die Ruhe und Friedlichkeit beruhigen kann. Studien belegen, dass allein das Ansehen von grünen Pflanzen bereits messbar Stress reduziert und den Blutdruck absenkt.

Wenn Sie aber keine Möglichkeit haben, in die freie Natur zu gehen, dann können Sie die Übung auch ein wenig verändern. Sie können beispielsweise in einen Tierpark gehen oder Ihre Haustiere beobachten: So friedlich, so vertrauensvoll ... Das rührt, bewegt, öffnet das Herz.

Nehmen Sie sich ein Tier zum Vorbild. Tiere in ihrer natürlichen Umgebung verhalten sich ruhig und ausgeglichen. Sie haben eine Ausstrahlung, die ausgleichend auf uns Menschen wirkt. Wenn Sie sich von Ihrem Gedankenkarussell lösen, bekommen Sie den Kopf frei und schaffen Platz für intuitive Ideen und alternative Lösungen.

Das kurzzeitige Versinken in einen Zustand reiner Beobachtung wird von meinen Kursteilnehmern oft als sehr positiv gewürdigt, weil sie sich zum einen körperlich gekräftigt fühlen und zum anderen nach der Übung auf Einfälle oder Ideen stoßen, die ihnen vorher nicht gekommen wären.

Lamas bestaunen übrigens jeden Tag die Welt. Sie sind offen für das, was sich zeigt, und machen sich keine Sorgen über das, was kommen könnte. Unterwegs schauen Lamas auch auf bekannten Pfaden jedes Mal so, als wären sie zum ersten Mal dort. Sie haben eine offene, neugierige, freundliche, interessierte Haltung für ihre Umgebung, für Menschen und Tiere, einfach für das, was ist.

Die Aquariumübung kann mit der Übung 1 »Schöne Momente« im Kapitel »So erweitern Sie Ihren emotionalen Farbkasten« ergänzt werden. Wenn Sie beide Übungen als eine ausführen, erfahren Sie neben der Komponente der Beobachtung das Bewusstwerden von positiven Gefühlen und Gedanken.

Übung 2:
Die Welt bestaunen

Kinder, vor allem noch recht kleine, haben einen ganz besonderen Blick, wenn sie in die Welt schauen. Alles ist noch so neu und unbekannt. Sie nehmen mit all ihren Sinnen wahr, was um sie herum geschieht. Und sie staunen dabei. Sie staunen über die einfachsten Dinge, die die Erwachsenen oft gar nicht mehr beachten. Zwar ist es den Großen verwehrt, die Welt wieder mit Kinderaugen zu sehen, aber es gibt die Möglichkeit, sich dieser Sichtweise anzunähern. Wer offen und neugierig durch die Welt geht, der sieht mehr als jemand, der immer nur dieselben Wege geht und dabei noch von seinen eigenen Gedanken abgelenkt wird.

Was Sie benötigen

Nichts außer einen wachen Geist, der bereit ist, durch eine Welt voller Wunder zu streifen.

Los geht's!

- Sie können die Übung jederzeit und an jedem Ort ausführen. Es ist aber empfehlenswert, sich feste Zeiten zu setzen, um über das regelmäßige Üben die Achtsamkeit zu kultivieren, sodass die neue Haltung ins Unterbewusstsein gelangen und von dort permanent wirken kann.
- Sie können nur neugierig sein, wenn Sie entspannt genug sind. Ein verspannter Körper oder aufgebrachter Geist schränken den Blick ein. Um die Welt bestaunen zu können, bedarf es eines offenen Geistes. Nehmen Sie sich ein Beispiel an den Lamas: Sie sind sehr neugierig, ohne aufdringlich zu sein. Als Distanztiere gehen sie sehr respektvoll auf Besucher zu und sie gehen mit Artgenossen und Fremden sehr achtsam und respektvoll um.

Wenn Sie spüren, dass Sie zu verkrampft sind, können Sie vorher zum Beispiel die Herzatmung machen.

- Wenn Sie sich bereit fühlen, dann gehen Sie durch die Welt und betrachten alles, was Sie sehen so, als würden Sie es das erste Mal sehen. Ihre Umgebung bietet so viele Reize, auf die Sie mit Neugier und Interesse reagieren können.
- Nehmen Sie sich Zeit und lassen Sie das Betrachtete wirken: Spüren Sie Veränderungen? Wo im Körper sind die Eindrücke spürbar?
- Um die Neugier zu kultivieren, sollten Sie jede Form von Be- oder Abwertung vermeiden. Betrachten Sie einfach die Dinge, die Ihnen entgegenkommen, und lassen Sie sich von ihnen entzücken.

Tipps & Hinweise

»Durch die Welt gehen« kann überall geschehen: im Park, im Zoo, im Kaufhaus, im Café, zu Hause, auf dem Arbeitsweg … Überall gibt es Dinge, die neugierig machen können. Für den Erfolg der Übung ist es allerdings notwendig, wirklich nur wahrzunehmen und keine Bewertungen abzugeben. Vermeiden Sie also Gedankengänge wie den folgenden: »Oh, wie schön: ein grünes Auto. Ich finde, jedes Auto sollte grün sein.« Auch das sollten Sie vermeiden: »Ich mag keine grünen Autos, die sind hässlich.« Beides ist schon viel zu viel an Gedanken – und an Bewertung! Bleiben Sie lediglich dabei, ein grünes Auto zu sehen, und nehmen Sie Ihre Gefühle einfach nur wahr, ohne ihnen Bedeutung zu geben. Das könnte dann so klingen: »Ich sehe ein grünes Auto.« Mehr nicht.

Übungen für den zweiten Weg

Bei diesen Übungen geht es um zwei Dinge: sich über die eigenen Gedanken bewusst zu werden und sie bewusst zu verändern. Die Steuerung der Gedanken wirkt sich unmittelbar auf das Gefühlsleben und damit auf das Herz aus.

Übung 3:
Negative Gedanken stoppen

Negative Gedanken sind bis zu einem gewissen Grad normal und sollten nicht zwangsweise verändert werden. Wenn Sie aber spüren, dass sich Ihre Gedanken verselbstständigen und die negativen Gedanken Ihnen das Leben schwer machen, dann ist es Zeit, diesen Zustand zu ändern. Damit diese Änderung nachhaltig vorgenommen werden kann, bedarf es jedoch eines kleinen Tricks, der Ihre Achtsamkeit steuert.

Was Sie benötigen

Negative Gedanken, die Sie stoppen oder in positive Gedanken transformieren wollen. Vielleicht machen Sie sich gerade über etwas Sorgen oder sind wütend über eine Situation. Sollten Sie gerade keine oder nur wenig negative Gedanken haben, können Sie sich diese Übung für später aufheben.

Los geht's!
- Bevor Sie Gedanken stoppen oder verändern können, müssen Sie zunächst herausfinden, was Sie überhaupt denken. Dieser Schritt ist sehr wichtig, weil er Ihnen den Rahmen für die Übung vorgibt.

- Jedes Mal, wenn Ihnen ein negativer Gedanke bewusst wird, sagen Sie sich einfach »stopp!« Das können Sie laut oder leise tun. Dies ist der kleine Trick, der notwendig ist, um die Gedankenwelt zu verändern. Man kann nicht gleichzeitig zwei Gedanken haben. Also nicht gleichzeitig einen negativen und einen positiven Gedanken. Deshalb ersetzt man hier einfach den negativen Gedanken durch das »Stopp«-Signal. Damit löst man die Aufmerksamkeit und kann dann auf etwas Positives umlenken.
- Sie können das »Stopp«-Signal auch mehrmals wiederholen. Bleiben Sie dabei aber stets so entspannt wie möglich und zwingen Sie sich nicht selbst ein Innehalten der Gedanken auf. Das würde das Ganze nämlich noch verschlimmern. Bleiben Sie einfach bei dem kurzen Stopp-Signal und achten Sie darauf, wie sich Ihre Gedanken verändern.
- Nachdem Sie stopp gesagt haben, können Sie die negativen Gedanken gegen positive tauschen.
- Wenn Sie spüren, dass neue negative Gedanken hochkommen, sagen Sie wieder stopp und fokussieren Ihre Aufmerksamkeit auf positive Gedanken. Auch hier gilt: Machen Sie das nicht radikal, da sonst die Gefahr besteht, sich noch mehr im Gedankenkarussell zu verfangen.

Tipps & Hinweise

Durch das bewusste Stopp-Signal sensibilisieren Sie sich dafür, negative Gedanken zu erkennen, Sie verändern Ihr Denkmuster und können die Spirale negativer Gedanken durchbrechen. Diese Übung sollte so spontan wie möglich ausgeführt werden. Das bedeutet, dass Sie sich nicht Zeit nehmen müssen, um auf negative Gedanken zu warten, die Sie verändern können. Bleiben Sie in Ihrem Alltag achtsam und registrieren Sie alle Gedanken, die Sie stoppen und verändern möchten.

Übung 4:
Neue Gewohnheiten

Der Mensch ist ein Gewohnheitstier. Er neigt zu immer wiederkehrenden Denk- und Verhaltensmustern. Diese Muster sind nicht immer die besten und richten manchmal mehr Schaden an, als einem
lieb ist. Deshalb ist es wichtig, ab und zu neue Verhaltensweisen,
Gedanken oder Gefühle zuzulassen, um einer schädlichen Mono-
tonie des Lebens vorzubeugen. Außerdem kann so in Ihnen die Einsicht reifen, dass Sie es sind, der Ihr Leben steuert. Sie gestalten Ihr
Leben durch Ihre Gefühle, Gedanken, Handlungen und Wahrnehmungen aktiv selbst. Neue Gewohnheiten können Sie etablieren,
um Ihrem Leben völlig neue Perspektiven zu eröffnen.

Was Sie benötigen
Kreativität und den dringenden Wunsch, etwas zu ändern. Mithilfe Ihrer Kreativität stoßen Sie schnell auf Dinge, die Sie verändern könnten, um neue Gewohnheiten zu entwickeln.

Los geht's!
* Diese Übung sollte auf keine regelmäßige Zeit beschränkt bleiben, sondern beständig im Alltag geübt werden, da Sie dort
sicher eine ganze Reihe von Gewohnheiten zeigen.
* Beginnen Sie Ihr »Umprogrammieren« zunächst mit leichten
Dingen. Wenn Sie zum Beispiel als Gewohnheit haben, mit der
rechten Hand die Zahnbürste zu halten, versuchen Sie dies einmal mit der linken Hand. Oder wenn Sie sich im Bett zum Einschlafen immer auf die rechte Seite legen, legen Sie sich einmal
auf die linke. Sie müssen nicht krampfhaft in der Position aushar-
ren. Es ist ausreichend, kurz zu spüren, was in Ihnen vor sich geht,
wenn Sie diese eingeschliffenen Handlungsmuster verändern.

- Steigern Sie den Schwierigkeitsgrad, indem Sie größere Dinge in Angriff nehmen. Gehen Sie beispielsweise einen anderen Weg zur Arbeit oder kochen Sie etwas, das Sie sonst nie kochen würden.
- Ein höherer Schwierigkeitsgrad ist die Änderung von Gewohnheiten im sozialen Miteinander. Gehen Sie beispielsweise auf Arbeitskollegen zu, die Sie üblicherweise meiden oder von denen Sie gemieden werden. Drängen Sie sich nicht auf, aber versuchen Sie einmal Kontakt herzustellen und warten Sie ab, wie sich die Situation entwickeln wird.

Tipps & Hinweise

Vielleicht hilft es Ihnen, bevor Sie neue Gewohnheiten etablieren, eine Liste zu erstellen, auf die Sie alle alten Gewohnheiten schreiben, die Sie gern ändern würden – ganz gleich, ob kurz- oder langfristig. Dadurch machen Sie sich Ihre Gewohnheiten bewusst. Gehen Sie achtsam durch Ihren Alltag und beobachten Sie sich in Ihrem Leben. So können Sie auch neue Gedankengänge entwickeln. Wenn Sie nämlich erkennen, dass Sie in bestimmten Momenten immer wieder dasselbe Denkmuster anwenden, dann können Sie im nächsten Schritt einfach mal probieren, etwas anderes zu denken. Bemerken Sie beispielsweise in Ihrem Freizeitsport, dass Sie immer nur ans Gewinnen denken und dass Sie ansonsten kaum noch Freude an der sportlichen Aktivität haben, dann gönnen Sie es sich doch einmal, weder an Sieg noch Niederlage zu denken, sondern einfach nur Sport zu treiben.

Übung 5:
Ihr Film des Lebens – Gedanken sprengen

Stellen Sie sich vor, eine verkleinerte Ausgabe von Ihnen würde auf Ihrer Schulter sitzen und Ihnen sagen, wo Sie tagtäglich langzuge-hen hätten, was Sie sagen müssten und was Sie denken sollten. Stellen Sie sich vor, dass dieses kleine Wesen auf Ihrer Schulter ein Regisseur ist, der Ihnen als dem Schauspieler Anweisungen gibt. Als Grundlage nutzt er ein Drehbuch. Ab einer bestimmten Stelle gefällt ihm dieses Drehbuch aber nicht mehr und er beginnt die Arbeit an einem neuen. Dieses neue Drehbuch ist Ihr persönlicher Lebensfilm, und in dieser Übung geht es darum, sich so genau wie möglich den eigenen bestmöglichen Lebensfilm auszudenken. Ihr Regisseur auf der Schulter freut sich also über Hinweise, wo er Sie als Nächstes hinlenken soll.

Was Sie benötigen

Ideen und Fantasie – und die bekommen Sie, wenn Sie alle ge-danklichen Schranken durchbrechen. Je grenzenloser die Fan-tasie, desto besser. Beschränken Sie sich nicht. Stellen Sie sich vor, Sie sind vollkommen gesund und energiegeladen, haben genug Geld und genug Zeit und sind an keine Verpflichtun-gen gebunden. Nutzen Sie dies als Ausgangsbasis für Ihren Le-bensfilm.

Los geht's!

- Für diese Übung können Sie sich einen kleinen Regisseur, der auf Ihrer Schulter sitzt, vorstellen. Das ist keine notwendige Voraus-setzung, kann Ihnen aber helfen, Ihre Fantasie anzukurbeln.
- Allein oder mit Ihrem kleinen Regisseur können Sie nun Ihren Lebensfilm planen, indem Sie alle Möglichkeiten durchdenken,

die Sie für Ihren Lebensfilm in Erwägung ziehen. Das betrifft Gefühle, Gedanken, Handlungen, Lebensentwürfe, bestimmte Ereignisse und so weiter.

- Folgende Fragen können Ihnen helfen: Wenn alles möglich wäre – wie würden Sie leben wollen? Welche Freunde würden Sie haben wollen? In einer Partnerschaft oder als Single? Wo würden Sie leben? Welchen Beruf würden Sie haben? Wie würde Ihr Tagesablauf aussehen? Was würden Sie aus Ihrem aktuellen Leben herausnehmen?

- Mithilfe dieser Fragen können Sie sich in einen Tagtraum gleiten und Ihrer Fantasie freien Lauf lassen. Stellen Sie sich alles so realistisch wie möglich vor. In diesem Schritt ist es wichtig, keine Zweifel über die Realisierbarkeit der Ideen aufkommen zu lassen. Denken Sie daran: Sie wollen einen Film drehen. Er kann gestaltet werden, wie Sie wollen.

- Während Sie mit den inneren Bildern arbeiten, richten Sie Ihren Fokus auf die Gefühlsebene und erforschen Sie, welche Vorstellungen Ihnen guttun und welche nicht. Wenn Sie auf angenehme Gefühle stoßen, genießen Sie sie und vertiefen Sie sich noch etwas mehr in Ihren Tagtraum.

Tipps & Hinweise

Es kann sein, dass Sie bei dieser Übung auf ungute Gefühle oder negative Vorstellungen stoßen. Lassen Sie diese zu und sagen Sie sich, dass alles anders sein *könnte*. Dadurch relativieren Sie scheinbare absolute Gewissheiten und machen den Weg frei, sich vorzustellen, was und wie alles auch sein könnte. Dabei können Sie ruhig über das Ziel hinausschießen und sich (scheinbar) unrealistische Szenen ausmalen. So erweitern Sie nicht nur Ihre Fantasie, sondern können auch verborgene Wünsche entdecken.

Machen Sie diese Übung allein! Es würde die Authentizität Ihres Lebensfilms empfindlich stören, wenn Sie sich von anderen beeinflussen lassen würden. Andere sollten Ihnen nicht einreden, wie Ihr Film gestaltet werden könnte. Das heißt nicht, dass Sie sich keine Tipps von anderen holen dürfen. Achten Sie bloß darauf, dass Ihnen nicht diktiert wird, was Sie denken oder fühlen sollten. Es ist Ihr Film und Ihr Leben!

Übung 6:
Hürdenlauf

Keine Sorge! Sie müssen in keinen Verein für Leichtathletik eintreten, um mit dieser Übung Erfolg zu haben. Hier geht es nicht darum, so schnell wie möglich über Hürden zu springen und ein Ziel zu erreichen. Bei diesem Hürdenlauf geht es darum, eigene Hürden zu entdecken und zu überwinden. Was die Sportler auf einer Laufbahn vor ihren Füßen haben, müssen Sie erst in sich selbst entdecken, um es überwinden zu können. Für ein freies und selbstbestimmtes Leben gilt es, eingeschliffene oder konditionierte Denkmuster zu erkennen, zu verändern oder aufzulösen. Es geht darum, die eigenen Denkgewohnheiten zu entschlüsseln und hinderliche Denkmuster auch als hinderlich – eben als Hürden – zu identifizieren.

Was Sie benötigen

Für den Hürdenlauf benötigen Sie Durchhaltevermögen und Ehrlichkeit sich selbst gegenüber. Da Sie nicht alle Denkmuster sofort entschlüsseln können und eventuell auch unangenehme Wahrheiten unterdrücken möchten, sollten Sie beharrlich und wirklich ehrlich zu sich sein. Bleiben Sie dran. Es lohnt sich!

Los geht's!

- Wenn Sie die Möglichkeit haben, suchen Sie einen ruhigen Ort auf und begeben sich dort in einen entspannten Zustand. Sie können die Herzatmung nutzen oder langsam von 10 bis 0 zählen und bei jeder Zahl einmal ausatmen.

- Lassen Sie die jüngste Vergangenheit an Ihrem geistigen Auge vorüberziehen. Dabei kann es sich um den aktuellen Tag oder die gesamte vergangene Woche handeln. Achten Sie darauf, nicht zu weit in die Vergangenheit zu gehen, da die Erinnerungen dann nicht mehr so stark sind.

- Richten Sie Ihre Achtsamkeit auf Szenen, in denen Sie Kontakt zu anderen Menschen hatten, bei denen Sie sich irritiert, abgestoßen oder bestätigt gefühlt haben.

- Richten Sie Ihre gesamte Aufmerksamkeit auf eine dieser Szenen und versuchen Sie, die Ursache oder den Zeitpunkt herauszufinden, zu dem das Gefühl entstanden ist. Was gab Ihnen in der Situation den Anlass, sich irritiert, abgestoßen oder bestätigt zu fühlen? Welche Erklärung haben Sie dafür? Auf welchen Glaubenssatz geht Ihre Reaktion zurück? Welche Angst könnte sich dahinter verbergen?

- Verlassen Sie nun die Ebene dieser Szene und überlegen Sie weiter, wie Sie eigentlich auf Ihre Gedanken gekommen sind. Die genannten Fragen können Sie weiter als Leitlinien nutzen. Bedenken Sie aber, dass alle Gedanken aus derselben Quelle stammen. Versuchen Sie daher, Ihre Gedankengänge zu durchschauen.

- Wenn Sie Glaubenssätze oder vermeintliche Wahrheiten gefunden haben, von denen Sie Erklärungen, Beschreibungen oder Deutungen ableiten, dann überlegen und spüren Sie, ob diese Glaubenssätze Sie einschränken oder einschränken könnten. Neben Glaubenssätzen können Sie sich auch auf Meinungen, Einstellungen, Welt- oder Menschenbilder beziehen.

- Machen Sie im nächsten Schritt einen Selbstversuch: Überlegen Sie sich, wie Ihr Leben ohne diese Glaubenssätze, Meinungen oder Ansichten aussehen könnte. Wie würden Sie sich fühlen? Was würden Sie denken, tun oder anstreben? Was wäre anders? Was leichter?
- Im vorletzten Schritt überlegen Sie sich, wie Sie Ihre Glaubenssätze neu formulieren könnten, sodass sie für Sie förderlich werden. Verwenden Sie einfache, kurze, positiv formulierte Sätze. Das Ziel ist es, Glück und Zufriedenheit zu erreichen. Das bedeutet, dass einschränkende Glaubenssätze in befreiende und hilfreiche transformiert werden sollten.
- Als Letztes schreiben Sie sich Ihre neuen Glaubenssätze auf, um sie in den kommenden Tagen immer wieder zu lesen und sie so zu verinnerlichen.

Tipps & Hinweise

Nehmen Sie sich ruhig einen Hürdenlauf der Leichtathletik zum Vorbild für diese Übung: Sie überwinden eine Hürde, um zur nächsten zu gelangen, bis Sie ein Ziel erreicht haben. Bisher haben Sie in Ihrem Leben wahrscheinlich nur geübt, immer besser über die Hürden zu springen, ohne zu stolpern. Durch diese Übung fangen Sie nun an, Hürden abzubauen und wegzuräumen – damit Sie nicht mehr so viel stolpern können.

Die erste Hürde besteht in der Reflexion Ihrer jüngsten Vergangenheit, um auf bestimmte Gefühle aufmerksam zu werden. In der nächsten Etappe suchen Sie nach möglichen Ursachen für diese Gefühle. Die nächste Hürde besteht in der Einordnung der Gefühle in den Kontext Ihrer inneren Welt, die sich aus Erfahrungen, Meinungen, Weltbildern und Glaubenssätzen zusammensetzt. Danach machen Sie negative Glaubenssätze ausfindig und transformieren diese schließlich.

Diese Übung ist sehr komplex. Nehmen Sie sich darum ausreichend Zeit. Wichtig ist auch, sie nicht isoliert vom »Rest des Lebens« zu machen. Lassen Sie die Ergebnisse daher eine Zeit lang im Bewusstsein, damit sich weitere Denkprozesse entwickeln können. Indem Sie die neuen Glaubenssätze aufschreiben, machen Sie sich nicht nur Ihre neuen Erkenntnisse bewusst, sondern legen den Grundstein für eine nachhaltige Änderung Ihrer Einstellungen. Damit können Sie Ihre innere Welt und damit Ihr Leben eigenständig gestalten.

Übungen für den dritten Weg

Bei diesen Übungen geht es darum, günstige Ausgangsbedingungen zu schaffen, um Flow-Momente zu erleben. Ein Flow kann nicht erzwungen werden, sondern entsteht aus sich selbst heraus, was am besten gelingt, wenn Sie einer Tätigkeit nachgehen, die Ihnen pure Freude und Erfüllung schenkt.

Einen Flow-Zustand erleben Sie am ehesten, wenn Sie absichtslos sind. Nicht, wenn Sie ein Ziel erreichen wollen oder sich eine Belohnung erhoffen. Sie würden die Tätigkeit dann nur als Mittel zum Zweck einsetzen. Für ein Flow-Erleben ist aber der Selbstzweck einer Handlung das Entscheidende. Die Tätigkeit ist bereits selbst die Belohnung. So können Herzensmomente herbeigerufen oder initiiert werden.

Noch einmal Übung 4:
Freude wachsen lassen

Eine Übung, die Sie bereits kennengelernt haben, ist für diesen dritten Weg sehr gut geeignet. Es handelt sich um die Übung »Freude wachsen lassen«. Sie macht Ihnen bewusst, was Ihnen gefällt, Ihnen Energie gibt und Ihr Herz berührt. Vertiefen Sie sich in diese Tätigkeiten, geben Sie sich ihnen ganz hin – und Sie könnten über kurz oder lang ins Flow-Erleben eintauchen.

Übung 7:
Begeisterung

Be-geist-erung erfüllt etwas mit Leben, haucht ihm einen Geist ein und lässt ungeahnte Kräfte frei werden. Gerald Hüther, Hirnforscher an der Universität in Göttingen, spricht in diesem Zusammenhang von einem Doping für das Gehirn. Und in der Tat kann echte Begeisterung wie ein Rausch empfunden werden. Denken Sie nur an all die Musiker, die voll und ganz darin aufgehen, ein Instrument zu spielen, und während ihrer Auftritte wie in Trance wirken. Oder denken Sie an die Kampfkunstdemonstrationen aus Ostasien: Die Akteure vollführen die unglaublichsten Bewegungen und scheinen geistig an einem völlig anderen Ort zu sein, doch dabei sind sie anwesend – im Hier und Jetzt, ganz in ihrem Tun.

Was Sie benötigen
Einen Stift, Papier und Ruhe. Außerdem wäre es gut, sich mit der Übung »Freude wachsen lassen« vorzubereiten.

Los geht's!

- Begeben Sie sich in einen entspannten Zustand. Sie können dafür eine der bereits beschriebenen Methoden verwenden.
- Beginnen Sie dann damit, mindestens fünf Dinge, Menschen, Ereignisse oder Begegnungen aufzuschreiben, die Sie begeistern.
- Sollten Ihnen nicht so viele einfallen, können Sie auch Situationen aus Ihrer Vergangenheit niederschreiben, bei denen Sie Begeisterung empfunden haben. Sie können ruhig bis in Ihre Kindheit zurückgehen und nach entsprechenden Situationen suchen.
- Schreiben Sie zu jeder Begeisterung alle schönen Gefühle auf, die für Sie dazugehören.
- Versetzen Sie sich als Nächstes in die jeweilige Situation, in der Sie Begeisterung empfinden, und versinken Sie in Ihren Gefühlen. Nutzen Sie dazu Ihre Vorstellungskraft.
- Beenden Sie die Übung, indem Sie sich auf Ihren Atem konzentrieren und langsam in den Alltag zurückfinden.

Tipps & Hinweise

Es ist gut, wenn Sie diese Übung täglich praktizieren, um Ihren Sinn für Begeisterung zu schärfen. Dabei müssen Sie nicht unbedingt jedes Mal fünf neue Dinge aufschreiben. Es reicht aus, sich jeden Tag ein paar Minuten Zeit zu nehmen, um für einen Augenblick die positiven Gefühle zu genießen.

Wie alle anderen Übungen in diesem Buch stellen diese hier nur eine kleine Auswahl dar. Sie sind herzlich dazu eingeladen, mithilfe dieser Übungen eigene zu entwickeln, in die Sie Ihre individuellen Vorlieben integrieren können. Auch wenn Sie bei den hier beschriebenen Übungen bleiben, können Sie sich ein bunt gemischtes Programm zusammenstellen, das Sie täglich praktizieren. Versuchen Sie, bei der Auswahl das Gleichgewicht zwischen körperbetonten, gefühlsbetonten und gedankenbetonten Übungen zu halten, damit Sie eine ganzheitliche Wirkung erzielen. Folgen Sie aber vor allem Ihrer Freude. Denn auch das Üben soll keinen Stress erzeugen.

DAS MITEINANDER

Armdrücken

Zwei Männer sitzen sich gegenüber. Ellenbogen fest auf der Tischplatte. Sie reichen sich die Hand. Start! Die Muskeln spannen sich. Beide versuchen, den Arm des Gegners auf die Tischplatte zu drücken.

Noch sieht es so aus, als könne keiner der beiden den Kampf für sich entscheiden. Die Arme zittern. Lautes Anfeuern des Publikums ist zu hören. Und dann, schließlich, sinkt ein Unterarm auf den Tisch. Der Sieger steht fest. Und auch der Verlierer. Die Sache ist geregelt.

Seit der Hollywoodfilm »Over the top« mit Sylvester Stallone Mitte der 1980er-Jahre in die Kinos kam, ist diese Art des Kräftemessens auch in Deutschland populär. Armdrücken ist nicht nur Wettkampfsport, sondern auch ein Weg, um klarzumachen, wer das Rudel anführt. Wer das Sagen hat.

Warum erzähle ich Ihnen das? Weil ich finde, dass viele Beziehungen heute mit dem Armdrücken vergleichbar sind. Mit aller Energie versucht jeder, die Oberhand zu gewinnen. Der Stärkere zu sein. Der zu sein, der das Sagen hat. Ob im Job, unter Freunden, in der Familie oder in der Partnerschaft. Das macht natürlich kaum jemand mit Absicht, es passiert unbewusst.

Ich erinnere mich noch sehr gut an eine Gruppe junger Studenten, die gemeinsam zu einer Lamawanderung kamen. Sie kannten sich aus einer Lerngruppe und waren auf den letzten Metern ihres Studiums. Vom Anmeldeprozess her wusste ich sogar, dass sie eine Clique waren. Nur dass man ihnen das live überhaupt nicht ansehen konnte.

Bei meiner Ausbildung und später im Studium habe ich die Kommilitonengemeinschaft immer sehr intensiv erlebt. Wir haben manch eine Nacht durchgemacht, Freud und Leid geteilt. Und wenn wir uns irgendwo begegnet sind, haben wir sofort angefangen zu quatschen. Wir haben uns über Professoren oder Prüfungen ausgetauscht, sind gemeinsam auf Rockkonzerte gegangen und haben uns hinterher jede Sekunde erzählt. Jeder, der uns beobachtet hätte, hätte sofort gespürt, dass uns Freundschaft verbindet.

Und nun bei diesen vier Studenten? Nichts. Ein Handschlag, eine fast formelle Begrüßung, als sie am Treffpunkt ankamen. Nichts Persönliches. Auch bei der Vorstellungsrunde keinerlei Hinweis auf eine gemeinsame Geschichte. Zu Beginn der Wanderung hatte ich den Eindruck, die vier waren sich bei mir gerade erst begegnet! Oder nicht ganz. Ein kleines Stück Geschichte wurde schon deutlich: Sie versuchten nämlich, sich im Umgang mit den Lamas gegenseitig auszustechen.

Ist das nicht verrückt? Eine Gruppe junger Menschen geht zusammen durchs Studium. Sie arbeiten zusammen, sie lernen zusammen. Sie feiern gute Tests und stecken die schlechten gemeinsam weg. Und dennoch bleiben sie in einer Art Einzelgängertum verhaftet. Ihre Zusammenarbeit beschränkt sich nur auf den gemeinsamen Zweck. Auf die Frage: Inwiefern kann der andere oder die Gruppe für mich von Nutzen sein? Persönliches kommt selten auf den Tisch. Und im Zweifelsfall ist sich jeder selbst der Nächste.

Genau das spürte ich hier. Obwohl sie sich als Gruppe angemeldet hatten, waren sie doch alle vier allein da. Jeder für sich.

Aber sie waren ja bei den Lamas. Eine gemeinsame Lamawanderung fördert das Miteinander, das »Gemeinsam-an-einem-Strang-Ziehen«, ein kooperatives Verhalten.

Was hält Menschen zusammen? In unserer individualistischen Zeit lautet die Antwort immer öfter: der Nutzen. Wenn man ständig unter Zeit- und Leistungsdruck lebt, läuft man Gefahr, dass man andere Menschen, selbst Freunde, nur noch unter dem Gesichtspunkt seines Nutzens betrachten kann. Und so werden manche zwischenmenschlichen Beziehungen zu reinen Zweckgemeinschaften.

Jetzt könnte man einwenden, im Business, in der Wirtschaft und an der Uni geht es nun einmal genau darum, sehr gut zu sein. Leistung zu bringen. Die Welt ist ein Dschungel und der Bessere setzt sich durch.

Meine Antwort dazu: Ja, es geht in der Ausbildung und beim Arbeitsplatz um Leistung, ohne Zweifel. Und das ist auch gut so. Leistung zu bringen ist gesund und gibt dem Einzelnen die Möglichkeit, seinen Beitrag zur Gesellschaft zu leisten. Außerdem sind wir auf fremde Leistungen angewiesen, aus dem einfachen Grund, dass nicht jeder Mensch unendliche Talente und Fähigkeiten hat. Stellen Sie sich nur kurz eine Welt ohne Bäcker, ohne Bauern und ohne Restaurantpersonal vor. Oder eine Welt ohne Musiker, Künstler. Oder ohne Lehrer oder Heilpraktiker … Ich halte die Wertschätzung von Leistungen für etwas, was die Gesellschaft zusammenhält.

Doch wenn die Leistungsorientierung in Konkurrenzdenken umschlägt, wenn die Ellenbogen ausgefahren werden, dann ist das Gift für das Miteinander. Das gemeinsame Ziel, das Projekt, das zum Beispiel ein Team oder eine Lerngruppe zusammen erreichen will, wird überlagert von Nebenkriegsschauplätzen. Da behält der Kollege aus dem Bestandskundengeschäft schon mal wichtige Infos für sich, um den Kollegen aus der Neukundenakquise zu übertrumpfen. Oder die neue Kollegin wird gemobbt, denn sie stört die Hackordnung im

Unternehmen und wirkt als Gefahr für den Rudelführer. Feindbilder sind schnell ausgemacht. Doch damit gerät das gemeinsame Ziel – und so auch das Ergebnis – aus dem Fokus.

Interessant finde ich auch, dass in den meisten Unternehmen die Frage »Was macht unsere Konkurrenz?« ungleich präsenter ist als zum Beispiel die Frage »Was wollen wir hier gemeinsam erreichen?« Das ist nichts anderes als ein Symptom für das Kräftemessen. Das Sichvergleichen. Das Besser-sein-Wollen.

Das Problem dabei: So arbeiten Menschen vielmehr gegeneinander als miteinander. Ja, das Gegenüber wird automatisch zum Gegner!

Niemand macht so etwas aus Bosheit. Die meisten Menschen tun es, weil sie so konditioniert werden. Theodor Fontane sagte schon, dass es das »gesellschaftliche Etwas« ist, das sie in diese Rolle drängt. Was wird in der Schule benotet? Natürlich: die Einzelleistung! Was wird im Unternehmen gesehen, anerkannt und honoriert? Das, was der Einzelne leistet. Es gibt noch viel zu wenige Gehaltserhöhungen für Teamleistungen.

Ob in der Schule, im Sport, an der Uni oder im Unternehmen: Gefragt ist derjenige, der auf dem Siegertreppchen oben steht. So konditioniert lassen wir die Muskeln spielen, um die anderen beim Armdrücken zu besiegen. Um eben selbst nicht unter die Räder zu kommen.

Dabei finde ich ja durchaus, dass ein wenig mehr »Selbstmarketing« und »Imagepflege« wichtig wären, vor allem für Frauen! Wenn Sie etwas leisten, dann sollten Sie auch stolz auf sich sein können, sich selbst loben und feiern. Das finde ich wichtig: ein gesundes Selbstvertrauen. Bei unseren Businesswanderungen für Frauen lernen die Teilnehmerinnen, ihren Fokus gezielt auf ihre Stärken zu lenken.

Allerdings: Sich selbst toll finden, ohne den anderen runterzumachen – das ist die Kunst! Es ist sehr wohl möglich, gute Leistungen zu erbringen und gleichzeitig auf Augenhöhe mit den Menschen um sich herum zu bleiben.

Apropos Augenhöhe: Lamas sind in der Kopfhöhe etwa so groß wie Erwachsene. Aber auch sie können unterschiedlich groß sein. Hannibal, der immer sehr gerade aufgerichtet geht, ist etwa 1,80 bis 1,90 Meter groß. Sein bester »Kumpel« Caruso hält den Kopf lieber ganz entspannt und ist kleiner, etwa 1,60 bis 1,70 Meter.

Und Lamas begegnen uns Menschen nicht nur in Bezug auf die Zentimeter auf Augenhöhe, denn sie bewerten uns nicht, werten uns vor allem nicht ab. Sie kommen mit Respekt auf uns zu und lassen auch uns einen Teil des gegenseitigen Kennenlernens und die Intensität der Begegnung steuern.

Menschen dagegen stecken meistens einen großen Teil ihrer Energie in ihre Selbstdarstellung, um im Vergleich mit anderen gut dazustehen. In Konzernen sind Mitarbeiter in manchen Bereichen einen größeren Teil ihrer Zeit mit ihrer Karriere beschäftigt als mit ihrer eigentlichen Arbeit. Ob am Schreibtisch, im Konferenzraum, beim Kundengespräch – es geht weniger darum, gemeinsam etwas Gutes zu erreichen. Sondern vielmehr darum: Wer ist der Stärkere, wer setzt sich durch?

Verstehen Sie mich nicht falsch. Ich bin nicht gegen einen gesunden Wettbewerb. Wir brauchen diesen sportlichen Vergleich, um unsere Kräfte zu mobilisieren. Ich wäre die Letzte, die den sportlichen Vergleich geringschätzen würde. Immerhin habe ich Sportwissenschaften an der Deutschen Sporthochschule in Köln studiert und in meiner aktiven Zeit als Volleyballspielerin viele Wettkämpfe bestritten.

Der Vergleich mit anderen ist nicht das Problem. Aber es gibt eben einen Unterschied: Problematisch wird das Vergleichen dann, wenn sich Menschen nur miteinander messen, um herauszufinden, wer besser oder schlechter ist. Im Gegensatz dazu ist konstruktives Vergleichen ein Segen: Wie bist du und wie bin ich? Bin ich anders oder genauso? Wie will ich sein? Was macht uns beide einzigartig?

Nur wenn Sie Ihre Einzigartigkeit wahrnehmen, können Sie sich »ein Herz fassen« und ein gesundes Selbstvertrauen entwickeln. Und erst dann sind Sie in der Lage, zum Beispiel auch Ihren Ärger auszudrücken, wenn Sie welchen empfinden. Und erst dann können Sie auch Ärger von anderen aushalten.

Menschen sind nun mal unterschiedlich, auch in ihren Wertvorstellungen, Erwartungen, Wünschen und Bedürfnissen. Natürlich kommt es da auch mal zu Reibereien. Und die müssen auf den Tisch, ausgesprochen und geklärt werden. Das bedeutet aber nicht, dass man niedermacht oder niedergemacht wird. Es bedeutet, den Sand im Getriebe zu bemerken und wegzufegen. Auf Augenhöhe.

Der kooperative, konstruktive Vergleich bietet uns außerdem einen Anreiz, unser Potenzial auszuschöpfen: Wer schon mal einen Laufwettbewerb mitgemacht hat, der weiß, dass er die Trainingszeit in der Regel locker unterschreitet, wenn er sich schließlich in der wirklichen Wettkampfsituation befindet. Dann wird eine große Portion Adrenalin ausgeschüttet. Dann laufen wir zur Höchstform auf. Und das ist gut so.

Nicht gut aber ist die ungesunde Ausprägung des Wettkampfes – die Konkurrenz. Denn hier geht es nicht um die eigene Bestleistung, sondern hier geht es um ein Verdrängen des anderen. Das persönliche Kräftemessen soll den Gegner vom Spielfeld kicken. Das ist etwas völlig anderes, als schlicht um persönliche Höchstleistung zu kämpfen.

Und das Kräftemessen geben wir auch nicht am Werkstor ab, wenn wir in den Feierabend gehen. Das steckt tief in uns drin. Und so gibt es das Armdrücken auch in der Familie …

Nie bist du da!

SIE: Du hast nicht dran gedacht, oder?

ER: Was denn?

SIE: Du wolltest heute doch eher nach Hause kommen!

ER: Wieso, was war denn?

SIE: Du hast wirklich nicht dran gedacht! Wir wollten uns doch heute nach einem neuen Staubsauger umsehen.

ER: Ja, stimmt. Aber ich hatte doch heute noch diesen wichtigen Termin, da habe ich alles andere vergessen.

SIE: Da bist du ja wieder fein aus dem Schneider!

ER: Du hättest mich doch anrufen können.

SIE: Nein, du hättest mich anrufen können, dass es bei dir nicht klappt!

ER: Aber ich hatte doch zu tun!

SIE: Genau das ist es ja! Du bekommst nie was mit! Nie bist du da. Du lässt mich immer mit solchen Dingen allein, wenn ich dich brauche!

ER: Du bist doch auch oft nicht da, wenn ich dich brauche!

…

Merken Sie, was hier passiert?

Es gibt ein Problem, ja. Doch anstatt nach einer Lösung zu suchen, hagelt es Vorwürfe. Jeder der beiden ist der Meinung, dass er seinen Part mehr als erfüllt – und so soll doch der andere bitteschön aus den Puschen kommen. Mit anderen Worten: Der andere soll nachgeben. Arm auf die Tischplatte!

Doch wenn jeder der beiden auf seinen Erwartungen besteht, sich gedanklich im Recht wähnt und eine vermeintlich überfällige Leistung vom anderen einfordert, dann bleibt kaum noch Raum, um sich wirklich zu begegnen. Kaum Raum, den anderen mit seinen Bedürfnissen wirklich wahrzunehmen und eine gemeinsame Lösung zu suchen.

Vorwürfe und Druck – das sind Anzeichen für das Armdrücken in der Beziehung. Selbst kleine Sticheleien und Spitzfindigkeiten weisen darauf hin, dass die Beteiligten bereits die Ellbogen auf die Tischplatte aufgesetzt haben.

Nehmen wir mal an, Ihr Partner ist in seinem Job todunglücklich. Aber Sie haben ein Haus abzuzahlen. Was tun Sie? Verpflichten Sie ihn, weiterzumachen, weiter Geld für den gemeinsamen Haushalt zu verdienen? Funktionieren um jeden Preis? Oder lassen Sie es zu, dass die Bedürfnisse Ihres Partners einen passenden Stellenwert erhalten? Die Frage, die sich dahinter verbirgt ist: Was ist Ihnen wichtiger? Das eigene Wohlergehen oder das Wohlergehen Ihres Partners? In einer Beziehung, wo die Partner ihre Kräfte aneinander messen, ist die Antwort stets ein Ungleichgewicht. Entweder: »Der andere ist mir wichtiger« oder »Meine eigenen Bedürfnisse sind mir wichtiger«. Beides ist jedoch Armdrücken. Ein echtes Miteinander kann nur entstehen, wenn die Interessen beider den gleichen Stellenwert einnehmen. Das ist nämlich zwingend die Voraussetzung für Lösungen, bei denen keiner den Kürzeren zieht. Also nicht für Kompromisse, sondern für wirklich gute Lösungen. Für Win-win-Situationen. Weil sie mit Empathie, Verständnis und mit Sinn und Verstand ausgehandelt werden.

Wo Mechanismen des Armdrückens herrschen, werden letztlich nur noch Erwartungen ausgetauscht. Es fehlen echte Zuneigung und echte Wertschätzung. Es fehlen der Wille und die Fähigkeit, nach gemeinsamen Wegen zu suchen. Wenn sich jeder nur auf seine Interessen beschränkt und die eigenen Erwartungen als Maßstab hernimmt, dann führt das nicht nur zu ewigen Reibereien, sondern auch zu tiefen Konflikten.

Die häufigste und gleichzeitig zerstörerischste Erwartung in Beziehungen ist, dass der andere uns glücklich macht. Wir malen ihn uns mit Pinsel und Farbe schön. Er soll so sein, wie wir es uns wünschen. Doch früher oder später wird eine solche Beziehung scheitern. Weil sie nicht auf Liebe basiert.

Konkret sieht das bei vielen so aus: Sie gehen von einer missglückten Beziehung zur anderen und schaffen es nicht, das zu finden, was sie suchen. Warum nicht? Weil sie immer auf den Falschen stoßen? Weil sie einfach kein Glück bei Frauen respektive Männern haben? Ich glaube, in den meisten Fällen ist der Grund ein anderer: Sie suchen sich unbewusst den Partner aus, der ihren eigenen Mangel auffüllt. Das kann der Mangel an Selbstbewusstsein sein, der Mangel an Energie, der Mangel an Geborgenheit und so weiter. Die konkrete Ausprägung des Mangels ist nicht entscheidend. Fakt ist aber, dass der Partner die Kompensation, die mehr oder weniger bewusst von ihm erwartet wird, nie in der gewünschten Form leisten kann. Und so geht man wieder auseinander. Neues Spiel, neues Glück.

Meine Überzeugung ist: Solange wir einen anderen als Energielieferanten sehen, solange also der hauptsächliche Zweck einer Beziehung der ist, gegenseitige Defizite aufzufüllen, wird es nicht funktionieren.

In vielen Beziehungen ist der Partner nur dazu da, um eine Lücke zu füllen. Nicht um seiner selbst willen. Das ist aber eine

Abhängigkeitsbeziehung. Erarbeitet sich der eine Partner ein Stückchen Unabhängigkeit, ist es vorbei mit der Beziehung. Logisch: Es gibt kein Defizit mehr zum Auffüllen. Der Partner ist auf einmal überflüssig. Die einzige Möglichkeit, einer solchen Situation auszuweichen, ist die bedingungslose Liebe.

Wenn ich vom Scheitern von Beziehungen, die einen Mangel auffüllen sollen, spreche, meine ich nicht nur Partnerschaften, sondern alle Formen zwischenmenschlicher Beziehungen. Sobald wir den anderen dazu benutzen, unseren eigenen Mangel auszugleichen, kann daraus kein wirkliches Miteinander erwachsen.

Wenn Sie Ihre Beziehungen klarer sehen wollen, könnten Ihnen die folgenden Fragen helfen:

- Warum bin ich eine Beziehung mit diesem Menschen eingegangen?
- Will ich mit ihm nur zusammen sein, damit es mir besser geht?
- Oder möchte ich etwas teilen? Etwas geben?
- Was für Bedürfnisse habe ich? Was für Erwartungen, Vorstellungen?
- Wie fühle ich mich in der Beziehung?
- Worauf bin ich beim anderen neugierig?
- Was mag ich an dem anderen?
- Was haben wir gemeinsam? Wo kann ich etwas von ihm lernen?

Es gibt zwei Möglichkeiten. Im ersten Fall kommen wir mit unserem Leben nicht gut zurecht. Wir suchen jemanden, der uns auffängt und die Dinge ins Lot bringt – damit es uns besser geht. Im zweiten Fall jedoch sind wir mit uns und unserem

Leben rundum zufrieden oder haben zumindest die Verantwortung für unser Leben übernommen und gestalten es aktiv. Und wir suchen jemanden, mit dem wir unser Glück teilen können.

Wenn wir bereits glücklich in eine Beziehung hineingehen und dieses Glück mit jemandem teilen wollen – dann führen wir eine Beziehung aus der Fülle heraus. In einer solchen Beziehung wenden wir uns dem anderen bewusst zu, wir sehen ihn – eben weil wir ihn um seiner selbst willen um uns haben wollen. Nicht, weil wir uns eine konkrete Leistung von ihm erwarten. Wir sehen ihn mit dem Herzen – nicht nur mit dem Verstand. Und nur eine solche Beziehung kann auf Dauer halten.

Eine Beziehung aus der Fülle heraus hat viel mehr den Charakter einer Kooperation als einer Konkurrenz. Bei einer Kooperation geht es darum, gemeinsam zu wirken, gemeinsam auf Ziele hinzuarbeiten. Das heißt, alle Beteiligten haben ein Interesse daran, etwas hineinzugeben – und am Ende auch einen gemeinsamen Nutzen daraus zu ziehen. Sie wollen etwas schaffen. Das ist etwas völlig anderes, als sich gegenseitig auszustechen, um schließlich selbst die Oberhand zu gewinnen.

Die Kirschen aus Nachbars Garten

Können Sie gut mit Ihrem Nachbarn? Wenn ja, seien Sie froh! Denn das gemeinsame Treppenhaus oder der Gartenzaun sind vermintes Gelände. Sei es der Roller, der im Eingang stört. Sei es ein Ast vom Kirschbaum des Nachbarn, der in den eigenen Garten hineinreicht. Oder die vermeintlich unordentliche

Hecke im Schrebergarten, die gegen die Satzung verstößt. Die Liste für mögliche Streitfälle ließe sich endlos fortsetzen. Mich würde nicht wundern, wenn der Krieg am Gartenzaun einer der häufigsten Konflikte unserer Zeit ist. Es ist schon erstaunlich, was (wir) Menschen hier für Energie reinstecken. Und wofür? Damit sie sich am Ende den Siegerorden an die Brust heften können? Eine echte Lösung wird in der Regel nicht gefunden. Eher eine Lösung, bei der entweder der eine oder der andere am Ende den Unterarm auf der Tischplatte hat.

Was ich damit sagen möchte: Konflikte und Reibereien sind sowohl in engen als auch in losen Beziehungen an der Tagesordnung. So sehr, dass uns gar nicht mehr auffällt, was für einen Stress sie verursachen. Doch sie tun es. Der Energieaufwand, um das Kräftemessen aufrechtzuerhalten, um nicht nachzugeben, ist enorm hoch. Wenn wir meinen, uns beweisen oder recht haben zu müssen, zahlen wir einen hohen Preis dafür.

Dass wir das Miteinander aus den Augen verlieren, merken wir übrigens nicht nur in Situationen, in denen das Armdrücken offensichtlich ist – also in Konflikten oder bei Streitigkeiten. Nein, es macht sich auch ganz subtil bemerkbar. Beispielsweise in einer abflachenden Verbindlichkeit. Besonders deutlich wird das bei Absprachen. Immer mehr wird es akzeptiert, sich bei Verabredungen ein Hintertürchen offen zu halten. Achten Sie mal darauf: Häufig werden keine festen Verabredungen gemacht, sondern ein potenzielles Treffen mit »Lass uns nochmal telefonieren« mit einem Fragezeichen offengelassen. Alles kann, nichts muss.

Die sozialen Medien sind ein hervorragendes Spielfeld für eine solche unverbindliche Kommunikation. Da werden auf Facebook abfällige Bemerkungen und Kommentare abgegeben – natürlich anonym. Bloß selbst kein Gesicht zeigen, nicht öffentlich zur eigenen Meinung stehen! Aber den anderen negativ bewerten, lächerlich machen, mobben ist okay. Andere springen sofort auf, ohne zu hinterfragen. Aus sicherer Deckung heraus können wir uns an virtuellen Treibjagden beteiligen und scharfzüngig kommentieren, ohne uns wirklich mit dem anderen auseinandersetzen zu müssen. Die virtuellen Begegnungen haben mit einem Miteinander nicht mehr viel zu tun. Im Gegenteil: Sie spielen dem Verlust des Miteinanders noch in die Hände. Denn wir verlernen dadurch, dem anderen wirklich zu begegnen.

Ich finde es wichtig, Gesicht zu zeigen. Und zeigen zu können. Zur eigenen Meinung zu stehen. Und es ist schon verrückt, wie Menschen, die eben noch mit flotter Schreibe im Chat zugange waren, plötzlich unbeholfen sind, wenn sie jemandem real gegenüberstehen.

Wenn wir das Miteinander in der Gesellschaft verlieren, dann leben wir ohne wirkliches Interesse am anderen. Dann leben wir in einer Gemeinschaft aus Einzelgängern. Einer Gemeinschaft, die »Ego-Typen« und Narzissten gedeihen lässt. In einer solchen Gemeinschaft wird jeder Einzelne nur noch funktionieren und versuchen, seine Haut zu retten. Wollen wir das? Und woran liegt es? Wie kommt es dazu, dass wir uns ewig im Kräftemessen verlieren und das Miteinander auf der Strecke bleibt?

Ich, mir, meins

Ab und an höre ich, wenn Kinder zu meinen Lamaveranstaltungen kommen: »Ich nehme den Schwarzen« oder »Das ist jetzt mein Lama«. Manche Kinder – übrigens genauso wie manche Erwachsenen in meinen Gruppen – meinen, die Sache allein in die Hand nehmen zu müssen.

Dann bin ich gefragt. Ich erkläre, wie die Wanderung funktioniert: nämlich, dass mehrere Kinder ein Lama gemeinsam führen. Denn das Wichtigste für ein Lama ist es, Vertrauen und Sicherheit zu haben. Und deshalb lieben es die Tiere, von mehreren Kindern zusammen geführt zu werden. Jedes bekommt eine Aufgabe: Startkommando geben, stoppen, den Weg anzeigen, aufpassen, dass man als Herde zusammenbleibt, und darauf achten, dass das Lama unterwegs keine Blätter frisst, denn manche davon können Bauchschmerzen verursachen. Von all diesen Führungsaufgaben ist die wichtigste: Sicherheit geben.

Lamas haben ein Sichtfeld von beinahe 360 Grad. Nur direkt hinter sich können sie nicht sehen, ohne den Kopf zu wenden. Allerdings können sie, da ihre Augen wie bei vielen Fluchttieren seitlich am Kopf liegen, nur in einem schmalen Bereich nach vorn auch räumlich sehen – an ihren Seiten sehen sie nur zweidimensional. Das bedeutet, wenn etwas seitlich von ihnen ist, können sie nicht erkennen, wo genau das ist – nah oder weit weg.

Das bedeutet beispielsweise: Wenn wir bei unseren XL-Lamawanderungen mit Erwachsenen über eine Fußgängerbrücke gehen, unter der Autos durchfahren, können die Lamas erschrecken, denn sie erkennen nicht sofort, dass keine Gefahr besteht. Mit den Kindern sind wir im sicheren Park unterwegs, aber auch da könnten die Lamas erschrecken, wenn ein Hund seitlich von ihnen über die Wiese läuft. Dass er angeleint ist, können die Lamas nicht erkennen.

Für sie ist es daher sehr angenehm und beruhigend, wenn sich die Kinder die Arbeit teilen und eines beispielsweise voraus geht, um dem Lama deutlich zu machen, dass die Wege gesichert sind.

So mache ich den Kindern klar, dass kein Lama einem einzelnen Menschen gehört. Die meisten sind erleichtert, nicht allein führen zu müssen, sondern gemeinsam mit den anderen entspannt mit den Tieren unterwegs sein zu können.

Bei Erwachsenen ist das ähnlich: Natürlich könnten Sie als Erwachsener ein Lama ganz allein führen, aber wir wollen ja auch, dass sich unsere Teilnehmer entspannen und die Wanderung mit den Tieren genießen. Wir wollen ein Gemeinschaftserlebnis schaffen. Darum bilden wir Mensch–Lama–Mensch-Teams. Gemeinsam ein Lama zu führen, ist viel entspannter, auch für das Lama. Lamas sind Herdentiere und überlassen gern uns Menschen die Führung – wenn wir sie denn auch klar übernehmen, was sich durch unsere Körpersprache ausdrückt. Das Lama überlässt uns so einen Teil der Verantwortung, auch wenn es immer noch selbst die Umgebung beobachtet.

Nebenbei ergibt sich so, die Menschen aus ihrer ichbezogenen Sichtweise zu lösen und in ein Miteinander zu führen. Denn das ist das eigentliche Problem, der Grund für das heute oft fehlende Miteinander heute: der Egoismus.

Dieses Phänomen ist heftig umstritten und es existieren zahlreiche Definitionen – unter anderem auch solche, die ihn für absolut gesund halten. Selbst in der Bibel heißt es: »Du sollst deinen Nächsten lieben wie dich selbst«, was natürlich auch

Eigenliebe empfiehlt. Und letztlich kann jedes menschliche Verhalten als egoistisch eingestuft werden. Ohne Eigennutz zu handeln, wäre ja auch ziemlich widersinnig.

Dennoch halte ich ihn für die Wurzel unseres Problems, für die eigentliche Ursache des fehlenden Miteinanders. Verstehen Sie mich nicht falsch. Ich will hier nicht davon abraten, dass Sie Ihre persönlichen Interessen entwickeln und sie leben. Im Gegenteil: Was ich jedoch für gefährlich halte, ist eine Form des Egoismus, bei der wir den Blick für unser Umfeld verlieren. Bei der wir nur noch auf unser eigenes Spiegelbild achten.

Es ist ein bisschen wie bei der bösen Königin, die täglich ihren Spiegel fragt, wer denn die Schönste im ganzen Land sei. Und sie gibt nicht eher Ruhe, bis er ihr versichert, dass ihre Konkurrentin aus dem Weg geräumt und sie nun tatsächlich die Schönste ist. Dabei will Schneewittchen gar nichts Böses, sie greift sie gar nicht an. Im Gegenteil: Sie wird als extrem gutherzig beschrieben. Die Königin könnte also auch *mit* ihr glücklich werden. Aber das will sie nicht. Sie findet nur Erfüllung darin, die vermeintliche Gegnerin zu besiegen. Sie muss Schneewittchen ausschalten.

Nun sind wir heute eher nicht mit dem vergifteten Apfel unterwegs. Aber letztlich kämpfen wir mit dem gleichen Phänomen. Wir kreisen um uns selbst. Unser Sinnen und Trachten ist die Erfüllung unserer Erwartungen, unserer eigenen Interessen. Und dabei kann der andere letztlich nur – etwas scharf formuliert – unser Gegner sein. Oder aber unser Instrument.

Erinnern Sie sich noch an den Fall mit dem verhinderten Staubsaugerkauf? Erinnern Sie sich an die Vorwürfe, die Mann und Frau sich gegenseitig gemacht haben? Und daran, wie er sie schlichtweg vom Tisch gewischt hat? Hier wird deutlich: Beide Partner haben aufgehört, sich in den jeweils anderen hineinzuversetzen. Sie sehen einander nicht. Sie sehen nur ihre eigenen Bedürfnisse. Und sie sehen unbewusst in dem anderen nur die Leistung, die dieser erbringen soll.

Wir nutzen den anderen – aber wir sehen ihn nicht. Wir sehen nicht, was ihn wirklich ausmacht. Wir sehen ihn nicht im Ganzen. Wir sehen nur das, was für uns selbst relevant sein könnte.

Und genauso hören wir auch zu. Selektiv. Nur, was uns nützt, erhält Eintritt in unser Bewusstsein. Wer am lautesten trommelt, erhält die meiste Aufmerksamkeit. Naturgemäß haben so die Menschen, die sich gekonnt in Szene setzen, weitaus bessere Karten als die Leisen, eher Schüchternen unter uns. Sie können ihr Potenzial ungleich schwerer offenbaren.

Während wir um uns selbst kreisen, verkommen unsere Mitmenschen so mehr und mehr zu Lieferanten. Anstatt den anderen so zu nehmen, wie er ist, anstatt zuzulassen, dass der andere einfach nur da ist, gehen wir mit einer großen Portion Erwartungen an ihn heran. Inwieweit kann er uns nützen? Inwieweit können wir ihn gegebenenfalls nach unseren Erwartungen formen? Ihn so verändern, dass er besser in unsere Umlaufbahn passt?

Wenn ich in meinen Seminaren die manchmal fehlende Wahrnehmung für den anderen anspreche, kommt teilweise schnell zurück: »Ja, wenn ich mehr Muße hätte! Dieser enorme Leistungsdruck – da kann ich mich nicht auch noch in jeden hineinversetzen.« Keine Zeit – diese Rechtfertigungskarte ist schnell gezogen. Aber darum geht es gar nicht. Ich meine nicht, dass wir uns stundenlang auf einen Tee zusammensetzen müssen. Nein, Zeit ist nicht das Problem.

Unser Problem ist, dass wir vor lauter Stress unbewusst dicht gemacht haben. Unser Herz ist zu. Und so können wir den anderen gar nicht sehen – selbst wenn wir alle Zeit der Welt hätten.

Zeitmangel ist letztlich nur ein Symptom. Ein Symptom dafür, dass wir uns mit so vielen Dingen beschäftigen, die unser Herz nicht berühren. Dass wir nur damit befasst sind, Erwartungen zu erfüllen. Wenn wir jedoch auf unser Herz hören und Dinge tun würden, die uns wirklich wichtig sind, kämen wir nie im Leben auf die Idee, dass wir Zeit verschwenden. Wir kämen nie auf die Idee, dass uns irgendjemand hetzt. Wir kämen nie auf die Idee, keine Pausen zu machen und uns auszupowern, bis wir Fehler machen, ungeduldig werden und nicht mehr auf andere eingehen können.

Genau das ist die Crux an der Sache: Uns ist das eigentliche Problem oft gar nicht bewusst! Wir schieben unseren seelischen Stress auf den hohen Druck im Job, auf den fiesen Kollegen oder den ignoranten Partner. Aber letztlich sind all die Konflikte in unseren Beziehungen hausgemacht.

»Welch eine himmlische Empfindung ist es, seinem Herzen zu folgen«, schrieb Johann Wolfgang von Goethe. Was Sie dazu brauchen, um Ihrem Herzen zu folgen, erfahren Sie im nächsten Kapitel.

Das feine Gespür

Ich sitze mit meiner Mutter in einem Restaurant. Wir freuen uns auf einen genussvollen, gemeinsamen Urlaubsabend. Ich sage der Bedienung, ich sei Vegetarierin, und bitte sie um eine entsprechende Empfehlung.

»Ja, da haben wir was«, sagt sie, und reicht mir die Fischkarte.

Ich schaue sie verwundert an.

»Ja, danke, aber ich hätte gerne etwas Vegetarisches«, wiederhole ich.

Sie: »Ach, essen Sie auch keinen Fisch?«

Ich spüre, wie sich meine Vorfreude bereits in Luft auflöst.

»Ja«, sage ich schon etwas ungeduldig, »ich esse keine Tiere und Fische sind nun mal auch Tiere.«

Sie zuckt kurz mit den Schultern und empfiehlt mir im Gehen: »Dann suchen Sie doch was von der Salat- oder Suppenseite aus.«

Was glauben Sie? Ob ich dazu wohl noch Lust hatte?

Szenenwechsel.

Anderer Abend, anderes Restaurant. Wieder sage ich der Bedienung, ich hätte gern etwas Vegetarisches. Sie strahlt mich an: »Na, da finden Sie sicher etwas Schönes bei uns!«

Ich spürte, wie ich mich entspannte.

»Möchten Sie denn vegan essen? Oder dürfen wir Milchprodukte verwenden?«

Meine Güte, da schien jemand meine Gedanken zu lesen. Schließlich fragt sie noch nach Unverträglichkeiten und bringt mir anschließend sogar jeweils eine kleine Kostprobe aus der veganen und der vegetarischen Küche. Ist das nicht fantastisch? Ich hätte die Kellnerin beinahe umarmt. Hier war ich kein Störfall, der die normalen Abläufe in der Küche aus der Bahn wirft. Die Kellnerin hat mir auch nicht kommentarlos irgend-eine Sonderkarte auf den Platz gelegt. Nein, sie wollte es ganz genau wissen. Was brauchte ich wirklich? Ich konnte ganz deut-lich spüren, dass diese Frau mit vollem Herzen bei der Sache war – und bei mir. Hier waren wir goldrichtig!

Herzlich verbunden

Lassen Sie uns mal tiefer hineinschauen. Was fehlt denn, wenn das Miteinander nicht gelingt? Was fehlt, wenn sich eher ein Gegeneinander breitmacht – wenn es nur darum geht, Kräfte zu messen und die Oberhand zu behalten? Was genau fehlt, wenn das Armdrücken regiert? Es fehlt das echte und ernst-hafte Interesse am anderen. Die Initiative, wirklich die Bedürf-nisse des Mitmenschen zu erforschen. Es fehlt das feine Gespür füreinander.

Das ist der Unterschied. Es geht nicht nur darum, die Bedürf-nisse des anderen aus seinen Worten abzuleiten, sie intellektuell zu verstehen. Nein, es geht darum, sie zu fühlen. Es geht darum, wirklich in den anderen hineinzuspüren. Das funktioniert nur über das Herz. Sie kennen sicher den Spruch: »Mir wird ganz warm ums Herz.« Das zeigt, wo wirkliche Gefühle stattfinden. Nämlich im Herzen. Sie fassen sich ja schließlich nicht an den Kopf, wenn Sie sagen: »Mein Gott, war das traurig.«

Und so, wie Sie nur mit Ihrem Herzen wirkliche Gefühle empfinden können, so kann auch nur Ihr Herz eine wirkliche Verbindung zu einem anderen Menschen herstellen.

Wenn Sie im Herzen miteinander verbunden sind, dann reichen schon kleinste Signale, um zu verstehen, was der andere braucht. Bei den Lamas – und natürlich bei vielen anderen Tieren auch – sehen wir das täglich: Sie reagieren auf kleinste Gesten, Blicke, Haltungsänderungen. Das ist wie bei einem Tanz. Stellen Sie sich einen Tango vor. Zwei Menschen tanzen, versunken in die Musik. Ein winziger Druck mit den Fingerspitzen führt den Partner entweder näher heran oder schafft Abstand. Eine leichte Bewegung – und der andere weiß, in welche Richtung er sich drehen soll. Beide geben aufeinander Acht und verstehen sich sofort. Das funktioniert aber nur, wenn sie sich mit vollem Herzen auf diesen Tanz einlassen. Sobald sie den Kopf einschalten, ist der Tanz gestört. Dann fangen sie an zu überlegen, welche Figur wohl als Nächstes kommt. Dann überlegen sie, ob ihre Haltung wohl perfekt ist. Und so weiter. Dann muss die führende Person plötzlich richtig viel Kraft aufwenden, um zu führen. Die ganze Leichtigkeit und Freude ist dahin.

Und wenn Sie an eine »normale« Beziehung denken, dann ist es letztlich ganz genauso: Wenn Sie herzlich miteinander verbunden sind, wenn Sie wirklich aufeinander zugehen und spüren, was der andere braucht, dann sind Sie mittendrin in Ihrem »Beziehungstanz«. Dann fällt es Ihnen leicht, die Signale des anderen aufzunehmen. Und umgekehrt. Schon kleinste Zeichen reichen, um zusammen etwas Wunderbares zu erreichen.

Entscheidend für den Beziehungstanz ist: Sie begegnen sich auf »Herzenshöhe«. Ich finde, da bekommt der abgewandelte

Begriff »auf Augenhöhe« nochmals eine tiefere Bedeutung: Hier gehen Sie mit Ihrem Fokus direkt ins Herz und haben von dort aus die wirkliche innere Absicht, einen Kontakt zum Herzen Ihres Gegenübers herzustellen. Sie sehen quasi mit dem Herzen.

Warum gelingen wohl die ersten Monate bei Verliebten so gut? Eben weil die beiden noch sehr stark im Fühlen sind. Sie fühlen sich in den anderen hinein. Was mag er oder sie wohl am liebsten? Sie sind komplett übers Herz miteinander verbunden.

Dass Liebesbeziehungen etwas mit dem Herzen zu tun haben, ist allen klar. Aber wie sieht es bei anderen Alltagsbeziehungen aus? Im Job? Im Verein? Beim Einkaufen? Soll jetzt überall die Liebe regieren?

Liebe nicht unbedingt. Aber wirkliche Herzlichkeit, die braucht es überall, wie ich finde. Die brauchen Sie für jede Art von Beziehung – ob Sie nun eine Geschäftsbeziehung eingehen oder eine Kundenbeziehung pflegen. Immer haben Sie zwei Möglichkeiten, einander zu begegnen. Entweder sind Sie über Ihr Herz mit Ihrem Gegenüber verbunden oder mit dem Kopf, intellektuell.

Und hier lohnt es sich, wirklich genauer hinzuschauen. Ist der andere nur dazu da, eine eigene innere Lücke zu füllen? Ist der Kunde nur Mittel zum Zweck, sprich, wollen Sie mit ihm schlicht Geld verdienen? Oder spielen seine Bedürfnisse wirklich und wahrhaftig eine Rolle? Leben Sie in Konkurrenz zu Ihren Mitmenschen oder bauen Sie wirkliche Kooperationen auf, bei denen alle Beteiligten gemeinsam etwas erreichen wollen? Die Fragen sind manchmal gar nicht so leicht zu beantworten. Und doch entscheiden sie über die Qualität von Beziehungen jeglicher Art.

Für eine wirkliche Verbundenheit mit Ihren Mitmenschen brauchen Sie vor allem eins: ein offenes Herz. Erst dann können Sie sich wirklich von Mensch zu Mensch begegnen. Erst dann werden Äußerlichkeiten wie beispielsweise Rollen oder Statussymbole völlig unwichtig.

Wie aber schaffen wir es, den Fokus vom Kopf ins Herz zu verschieben? Und wie kriegen wir sie hin, diese herzliche Verbundenheit?

Zurück zur Natur

Vor einiger Zeit führten wir für eine Filiale einer großen deutschen Bank eine Mitarbeiterschulung zum Thema Stressbewältigung durch. Ganz spannend dabei: Hier traf sich nicht nur die Führungsriege. Nein, sämtliche Mitarbeiter der Filiale waren im Boot – vom Filialleiter bis zur Reinigungskraft. Vom Kundenberater bis zum Praktikanten. Es ging darum, ein gemeinsames, verbindendes Erlebnis zu gestalten und sich dem Thema Stressbewältigung auf eine innovative Weise zu nähern. Dabei spielte die berufliche Stellung keine Rolle. Die Rückmeldung vom Filialleiter nach der Veranstaltung: Es war für ihn total entspannend, dass er hier nicht in seiner Funktion als Leiter angesprochen wurde, sondern wie jeder andere auch. Als Mensch eben. Bemerkenswert war auch, dass es seinem Team überhaupt nicht schwergefallen ist, seine Funktion auszublenden.

Eine solche herzliche Begegnung ist für alle ungeheuer wohltuend. Nur in einem herzlichen Miteinander finden wir wirkliches Verständnis. In einer solchen Beziehung ist einer für den anderen da. Vollkommen. Ohne jedes Kalkül.

Wenn Sie jetzt Sorge haben, dass ich gleich die Räucher-stäbchen anzünde und für Frieden und Harmonie plädiere, kann ich Sie beruhigen. Eine herzliche Begegnung hat nichts mit einer Friede-Freude-Eierkuchen-Stimmung zu tun. Es geht nicht darum, dass wir uns alle ganz doll lieb haben. Eine herzliche Begegnung heißt nicht, konfliktscheu zu sein. Über-haupt nicht. Natürlich sollen Sie sich selbst treu bleiben und Ihre Meinung vertreten.

Eine herzliche Beziehung bedeutet, dass Sie sich bewusst sind, dass Sie mit dem anderen wirklich verbunden sind. Und nicht nur mit ihm. Die Verbindung geht weit über Ihr Gegen-über hinaus.

Was meine ich damit? Ich meine etwas, das uns alle eint. Ich meine die Verbindung mit der Natur – und über sie auch mit allen anderen Lebewesen und Menschen auf unserem Plane-ten. Große Worte, oder? Aber ich meine das ganz ernst. Wir Menschen stehen nicht außerhalb der Natur, sondern sind ein Teil davon. Noch immer!

Die bekannte Hundetrainerin Maike Maja Nowak drückt es auf ihrer Homepage so aus: »Die Basis für eine wertschät-zende Beziehung zu einem Wesen, das uns seit Langem loyal begleitet, wäre, neu hinzusehen, die Krone der Schöpfung ab-zunehmen, die wir uns anmaßend aufsetzten und uns von der Erhebung über andere auf eine gemeinsame Ebene mit ihnen zu begeben.« Ich teile diese Haltung.

Haben Sie schon einmal Heu gerochen? Die meisten Men-schen berichten von sehr angenehmen, fast vertrauten Ge-fühlen, wenn sie ihre Nase ins Heu stecken. Und das nicht ohne Grund. Denn es ist sehr wahrscheinlich, dass der Mensch, wenn er Heu riecht, seine archaischen Wurzeln spürt. Dass er geerdet wird. Das Gleiche passiert übrigens, wenn Sie über das weiche, warme Fell von Tieren streicheln oder wenn Sie in ihren tiefen dunklen Augen versinken. Sie entspannen sich augenblicklich. Warum? Weil Sie dort sind, wo Sie herkommen. Weil Sie die Verbundenheit mit der Natur erfahren. Und diese ist so wohltuend selbstverständlich. Hier müssen Sie nichts konstruieren. In solchen Momenten können Sie den Kopf ausschalten – und sämtliche Barrieren beiseiteschieben, die eine Beziehung so unendlich schwer machen. Erinnern Sie sich an das südamerikanische Sprichwort: »Schau einem Lama nicht zu tief in die Augen, du könntest dich verlieben …«

Solche Momente machen klar, dass es etwas gibt, das tiefer geht und das so etwas wie Heimat bedeutet. Wir sind Teil der Natur. Jeder von uns. Und so ist auch jeder von uns über die Natur mit dem anderen verbunden.

Was hat nun diese Verbundenheit damit zu tun, sich auf Herzenshöhe zu begegnen? Ganz einfach: Wenn Sie sich diese starke Verbundenheit bewusst machen, dann lassen Sie sich ganz automatisch auf den anderen ein. Dann sind Sie ganz automatisch mit dem Herzen bei ihm.

Machen Sie sich immer klar: Wir sind alle eins. Wir schwingen zusammen. Und wenn wir gegen den anderen sind, sind wir auch gegen uns selbst. Wir brauchen diese Verbundenheit, um selbst und mit anderen glücklich leben zu können.

In dem auf einer wahren Geschichte beruhenden Kinofilm »Into the Wild« verschwindet ein junger Mann nach seinem College-Abschluss und begibt sich auf eine Reise quer durch die USA bis nach Alaska. Er nennt sich Alexander Supertramp und reist ohne Geld. Er ernährt sich hauptsächlich von Pflanzen und Tieren, die er findet. Sein Ziel: Er will »ins Wilde«, sich dem einfachen, natürlichen Leben stellen, fernab der Zivilisation. Er findet sein Glück in Alaska, wo er ganz allein überwintert. Als ihm im Frühjahr die Nahrungsmittel ausgehen, setzt die Schneeschmelze ein, die steigenden Wasserspiegel schneiden ihm den Rückweg zurück zu den Menschen ab. Schließlich stirbt er, völlig entkräftet und allein. Zum Zeitpunkt seines Todes gewinnt er die wichtige Erkenntnis: »Glück ist nur echt, wenn man es teilt.«

»Ja, Glück ist was Feines. Aber im Business will ich schlicht Erfolg haben«, mag der eine oder andere jetzt vielleicht einwenden. Können Sie sich so etwas wie Glück denn leisten, wenn Sie im Leben richtig vorankommen wollen? Ja! Sie können und Sie sollten es sich sogar leisten. Denn in einer herzlichen Verbundenheit gedeiht nicht nur Glück. Erst in einer solchen Verbundenheit entsteht auch Erfolg. Erfolg, der freudig und stolz macht. Das hat nichts mit weltfremder Schönfärberei zu tun, hier geht es um handfeste Erkenntnisse. Erfolge, Spitzenleistungen und Glück gibt es nur im Miteinander.

Wenn Sie schon einmal Mannschaftssport betrieben haben, werden Sie mir zustimmen. Erfolge erwachsen hier nie aus einer Einzelperformance heraus, gewinnen geht nur im Team. Das ist letztlich nicht neu und schnell werden dabei die Faktoren Zusammenhalt und Teamgeist genannt. Aber das Erfolgsrezept geht viel tiefer als die üblichen Schlachtrufe der Mannschaften vor Spielbeginn. Ich selbst habe lange Zeit Volleyball-Leistungssport betrieben und weiß daher: Teamgeist können Sie eben nicht herbeireden oder -schreien. Was das »eine für alle und alle für eine« eigentlich ausmacht, ist die wirkliche Verbundenheit der Spielerinnen. Ist es mir nur wichtig, den Ball zu kriegen und ihn perfekt weiterzuspielen? Oder denke ich beim Abspiel daran, dass die Angreiferin den Ball auch gut aufnehmen und gekonnt weiterspielen kann? Antizipiere ich, wenn eine Mitspielerin beim Spiel übers Netz in

Not geraten könnte, und springe in die Bresche, sodass das Ganze für das Team gut ausgeht? Diese Verbundenheit entscheidet über Sieg oder Niederlage.

Wir haben einmal gegen ein uns eigentlich haushoch überlegenes Team gespielt. Nie und nimmer hätten wir es besiegen können. Eigentlich. Aber wir haben es geschafft. Das war damals eine richtige Sensation! Und was meinen Sie, was uns diese Bärenkräfte verliehen hat? Unser echter Teamgeist.

Für den Teamsport ist das sicher unmittelbar einsichtig. Aber wie sieht es im Berufsleben aus? Wenn beispielsweise verschiedene Berufsgruppen am Hausbau beteiligt sind? Nehmen wir den Architekten und den Bauingenieur. Da prallen zwei Welten aufeinander. Ein Künstler und Ästhet trifft auf einen passionierten Tüftler und Mathematiker. Was passiert, wenn der Bauingenieur nun die Statik über alles setzt? Wenn mathematische Formeln jede künstlerische Freiheit ausschließen? Oder wenn der Architekt seiner Kreativität freien Lauf lässt und sich um so etwas wie Stabilität nicht die Bohne schert? Wenn also jeder der beiden nur seine eigenen Interessen im Kopf hat? Tja, dann passt am Ende nichts zusammen. Oder es gibt aufwendige Nachbesserungen, bei denen dann jeder mit dem Finger auf den anderen zeigt. Erst wenn unser Architekt und der Bauingenieur wirklich miteinander arbeiten, dann läuft es richtig rund. Dann fragt der Bauingenieur beispielsweise, wo die Stütze ihren Platz finden kann – sodass sie funktioniert und die Ästhetik eben nicht leidet. Dann fragt der Architekt, ob die schicke Dachfensterlösung ins Statikkonzept passt oder möglicherweise ein paar Meter weiter nach links gehört. Beide finden eine Lösung. Ganz sicher.

Nur da, wo wir miteinander und nicht gegeneinander arbeiten, wo wir in Kooperation statt in Konkurrenz leben, nur da werden wir wirklich und nachhaltig Erfolge erzielen. Trotzdem leiden die meisten Menschen immer wieder unter kleineren oder größeren Konflikten im Miteinander. Sie tun einander weh und quälen sich in ungesunden Beziehungen. Woran liegt das? Warum ist eine Herzensverbundenheit so schwer umzusetzen? Der Grund für die fehlende Empathie, für die fehlende Verbundenheit mit anderen ist die fehlende Verbundenheit mit sich selbst.

Seien Sie achtsam!

Bevor Sie also Ihren Blick auf den anderen richten, um die Beziehung zu reparieren, seien Sie zunächst einmal achtsam mit sich selbst. Schauen Sie in sich hinein. Kennen Sie sich wirklich? Wissen Sie wirklich, was Sie brauchen? Sind Sie sich Ihres Selbst bewusst? Ein spannender Gedanke, oder? Denn oft wird Selbstbewusstsein mit Selbstgröße oder Selbststärke verwechselt. Dabei geht es im eigentlichen Sinne nur darum, sich selbst wirklich wahrzunehmen und sich seiner bewusst zu sein.

Nur wenn Sie sich selbst und Ihre Bedürfnisse kennen, sind Sie auch in der Lage, sich in Ihre Mitmenschen hineinzuversetzen. Nur dann sind Sie in der Lage, wirklich aktiv zuzuhören und die Bedürfnisse des anderen zu erforschen. Und erst dann haben Sie die Chance, Ihre Bedürfnisse und die des anderen in Einklang zu bringen. Und genau das braucht es für eine gute Beziehung.

Erst wenn Sie eine gute Verbindung zu sich selbst, zu Ihrem eigenen Herzen haben, können Sie sich wirklich herzlich mit Ihren Mitmenschen verbinden.

Wie zeigt sich das konkret, wenn Sie eine gute Beziehung zu Ihrem Herzen haben? Was passiert dann – mit Ihnen und Ihrer Beziehung? Besuchen wir dazu mal die Welt der Hormone. Wenn der Mensch achtsam ist, also eine gute Verbindung zu seinem Herzen hat, dann ist auch der Hormonhaushalt ausgeglichen. Wohlfühlhormone und Stresshormone stehen in einem guten Verhältnis zueinander. Alle Hormone haben ihre Berechtigung. Cortisol beispielsweise brauchen wir dringend morgens beim Aufstehen. Entscheidend ist jedoch, wie lange dieses Stresshormon in uns aktiv ist und ob es möglicherweise sogar unser Leben beherrscht.

Wenn die Stresshormone nicht in Ihnen toben, Sie also einen friedvollen Umgang mit sich selbst haben, dann sind Sie auch in der Lage, friedvolle Beziehungen mit anderen zu führen. Dann können Sie aus einem Gefühl der Stärke heraus agieren und selbst entscheiden, wie Sie an die jeweilige Situation herangehen wollen.

Das heißt nicht, dass Sie sich auf der Nase herumtanzen lassen. Aus einer inneren Gelassenheit heraus brauchen Sie auf Provokationen nicht reagieren, Sie können unpassende Äußerungen an sich abprallen lassen und nicht so ernst nehmen. Oder Sie können Angriffe mit Schlagfertigkeit und Witz parieren. Worauf ich aber hinaus will, ist, dass Sie nur dann, wenn Sie mit sich im Reinen sind, überhaupt die Gelassenheit aufbringen können, nach einer gemeinsamen Lösung zu suchen.

Ihre innere Einstellung bestimmt die Art und Weise, wie Sie mit Ihren Mitmenschen umgehen. Wenn Sie einen guten Kontakt zu sich haben, dann können Sie auch viel besser Kontakt zu anderen aufnehmen.

Übrigens: Daran, dass Sie selbst glücklicher werden, wenn Sie andere glücklich machen, ist was dran. Sogenannte Spiegelneuronen sorgen dafür, dass die Gefühle des anderen immer auch auf Sie selbst zurückfallen.

Was braucht es neben der Achtsamkeit für sich selbst noch, damit eine Beziehung gelingen kann? Achtsame Begegnungen. Erschöpfen Sie sich pausenlos im Alltagsstress, in kleineren oder größeren Streitigkeiten – oder schaffen Sie sich immer wieder Momente, die Sie nicht nur selbst, sondern auch miteinander achtsam werden lassen? Davon hängt ab, ob Ihre Beziehung gedeihen kann oder nicht.

Wie wichtig solche achtsamen Begegnungen sind, erlebe ich immer wieder bei meinen Lamawanderungen. Immer wieder treffe ich dabei auf Paare, bei denen spürbar ist, dass sie sich an dem Tag gerade nicht sonderlich grün sind. So führt sie das Lama vielleicht schneller als er. Oder sie will sich Zeit lassen und die Landschaft genießen, er will lieber weiter. Sie kabbeln sich ordentlich. Und irgendwie will es nicht so recht funktionieren mit der Führung des Tieres. Doch dann spielt die Zeit für die beiden. Mit jedem Schritt, den sie mit ihrem Lama gehen, mit jeder weiteren Minute, die sie sich gemeinsam um das Tier kümmern, verändert sich die Situation – und auch ihr Miteinander. Am Ende sind die Kabbeleien verschwunden, ihre Verbundenheit ist wieder da.

Durch das gemeinsame Umsorgen des Tieres werden die zwischenmenschlichen Kämpfe plötzlich unwichtig. Die Verbundenheit über das Tier ist wichtiger. Beide spüren intuitiv: Hier geht es um etwas ganz anderes als um die Tatsache, wer schneller ist oder trödelt. Klar, es gibt Dinge, die müssen geklärt werden. Sie sind Bestandteil unseres Alltags. Aber sie sind schlicht nicht elementar. Und es tut gut, sich das immer wieder bewusst zu machen – oder es sich von einem Lama bewusst machen zu lassen.

Achtsame Begegnungen sorgen dafür, dass sich Menschen wieder auf das Wesentliche in ihrem Miteinander besinnen. Wenn sie sich Zeit nehmen für solche Begegnungen und die Schönheit und Verletzlichkeit in sich entdecken, gehen sie ganz anders mit der Welt um.

Ich bin oft mit meiner Hündin draußen unterwegs. Sie ist weiß, eher kompakt gebaut und sehr muskulös. Ich kann häufig spüren, wie einige Spaziergänger abschätzende, ja fast abwertende Blicke auf uns beide werfen. Kompakt und muskulös? Ganz klar, ein Kampfhund. Vorsicht also. Abstand halten. Oder nicht?

Vor einiger Zeit begleitete eine Mitarbeiterin einer Einrichtung für psychisch erkrankte Menschen eine Lama-Therapiestunde. Dabei fütterte sie auch die Tiere und sagte: »Das Lama frisst mir das Heu total aggressiv aus der Hand!« Und während der Stunde vermied sie einen intensiveren Kontakt zu den Tieren.

Was haben beide Beispiele gemeinsam?

Jedes Mal hat der Beobachter das Geschehen nicht einfach wahrgenommen, sondern auch direkt bewertet. Ein paar Indizien reichten aus, um eine bestimmte Schublade im Kopf zu öffnen und – in diesem Fall – dem Tier einen Stempel aufzudrücken. Die Wahrheit? Meine Hündin ist kein Kampfhund. Und Lamas zupfen Heu schlichtweg mit den Lippen. Immer. Das mag mancher als aggressiv empfinden. Mit dem Lama selbst hat diese Empfindung aber rein gar nichts zu tun.

Dadurch, dass wir Situationen interpretieren und bewerten, laufen wir Gefahr, Menschen oder Tieren unrecht zu tun. Darum wollen ja übrigens auch wir selbst nicht von anderen interpretiert und bewertet werden. Menschen spüren, wenn man negativ von ihnen denkt. Vielleicht nicht immer bewusst, aber unbewusst. Manche haben dann ein »komisches« Gefühl zum Gegenüber. Und nicht nur das: Es beeinflusst auch unmittelbar, wie wir uns in der jeweiligen Beziehung geben.

Vermuten Sie eine Gefahr in dem anderen? Dann werden Sie sich möglicherweise zurückziehen. Mit Sicherheit jedoch werden Ihr Tonfall, Ihre Mimik und Gestik Ihre Gefühle widerspiegeln. Und dann ist die schönste Kettenreaktion im Gange. Ihr Gegenüber denkt sich möglicherweise: »Hm, wie ist der denn drauf? So was Verschlossenes!« Und auch er wird sich eher abwenden. Sie sehen sich dann bestätigt und verstärken Ihre Handlung entsprechend. Und so weiter. Am Ende sprechen Sie nicht mehr miteinander. Sie wussten es ja schon immer, mit dem hat es keinen Sinn …

Dabei fußt Ihr Verhalten und auch das Ihres Gegenübers ausschließlich auf einer rein subjektiven Wertung. Und damit können Sie meilenweit danebenliegen. Besser, Sie nehmen Ihre Umwelt einfach nur wahr – aufmerksam, aber ohne jede Interpretation. Die Beziehung zu Ihren Mitmenschen wird davon profitieren, wenn Sie den Stempel in der Tasche lassen und die Dinge sehen, wie sie sind.

Das können wir sehr gut von den Tieren lernen. Für sie ist es völlig selbstverständlich, einfach nur da zu sein. Sie nehmen ihre Mitwelt wahr – mit allen Sinnen und sehr aufmerksam. Und sie reagieren darauf – angemessen und achtsam. Interpretationen und taktische Spielchen werden Sie hier nicht finden. Tiere bleiben immer natürlich, denn im Gegensatz zu uns Menschen haben sie nie ihre Verbundenheit mit der Natur und miteinander verloren.

Aber Verbundenheit mit sich selbst und auch mit anderen können Sie lernen. Zu jeder Zeit. Die folgenden Übungen helfen Ihnen dabei.

So gelingt der Beziehungstanz

Ich weiß nicht, wie es Ihnen geht, aber wenn ich an Tanzen auf der einen Seite und Armdrücken auf der anderen Seite denke, dann fühlt sich der Gedanke an das Tanzen wesentlich leichter und lebendiger an. Beim Kräftemessen gibt es immer einen Gewinner und einen Verlierer. Beim Tanzen dagegen geht es um eine gemeinsame Balance. Dieses Gleichgewicht der Partner führt zu federleichten und vitalen Bewegungen.

Die Gegenüberstellung von Tanz und Armdrücken mag etwas plakativ erscheinen. Doch sie bringt die beiden Tendenzen auf den Punkt, die das zwischenmenschliche Miteinander bestimmen. Auf der einen Seite: Beziehungen aus sich selbst heraus und voller Hingabe pflegen. Auf der anderen Seite: Beziehungen als Kraft- oder Konkurrenzakt erleben. Ich habe mich für den Weg des Tanzens entschieden, weil er beiden Seiten Freude und Energie schenkt, statt Energie zu rauben und Zwietracht zu schüren.

Im Tanz können Sie sich selbst vergessen und mit Ihrem Gegenüber eins werden. Es geht um vollkommene Hingabe an das Sein – das Sein, das keine Grenzen mehr zwischen den Partnern kennt. Wenn Sie in Ihren Beziehungen einen Tanz sehen, dann sehen Sie auch, dass andere Beziehungsmodelle nicht erfüllend sind und Leid erzeugen, wenn es in ihnen um Macht versus Ohnmacht, Stärke versus Schwäche, Gewinn versus Verlust geht.

Ins Herz zu gehen und miteinander zu tanzen, bedeutet allerdings nicht, sich in übertriebene Gefühlsduselei zu begeben.

Das Herz kennt alle Gefühlsfacetten. Das heißt nichts anderes, als dass auch mal die »Fetzen fliegen« dürfen. Denn Konflikte gibt es nun einmal. Sie dürfen da sein. Anstatt sie zu verleugnen oder ihnen nur aus dem Weg zu gehen, sollten Sie fähig sein, sich den Konflikten zu stellen. Sie sollten auch mal Ärger aushalten und Enttäuschung zulassen. Ich halte es für wichtig, auch mal Grenzen zu ziehen und Nein zu sagen. Es ist wichtig, eigene Wünsche und Bedürfnisse deutlich zu machen. Tanzen und sich in wichtigen Momenten durchzusetzen sind keine Gegensätze. Ins Herz zu gehen, bedeutet nicht, schwach zu sein. Aber einen Konflikt austragen heißt noch lange nicht, Armdrücken zu spielen und den Beziehungstanzpartner zu unterwerfen.

So wie es beim Tanzen letztlich darum geht, die eigene Schönheit, die des Tanzpartners und die gemeinsame Schönheit als Paar herauszustellen, so geht es auch bei einer echten Beziehung darum, die Schönheit des anderen zu sehen und zur Geltung kommen zu lassen, und zwar nicht auf die eigenen Kosten. Schönheit und Tanz gehören genauso zusammen wie Musik und Tanz. In einem alten Lied der Navajo-Indianer vereinen sich Schönheit, Tanz und Musik:

»Mit Schönheit vor mir mag ich gehen,
Mit Schönheit in mir mag ich gehen,
Mit Schönheit nach mir mag ich gehen,
Mit Schönheit über mir mag ich gehen.«

Bei einem meiner Lamas lässt sich dieses Motiv besonders schön sehen: Er heißt Dancer, also Tänzer. Als »Schönstes Tier im Revier« war er bereits im WDR-Fernsehen zu sehen. Dancer ist ein Wooly-Lama. Dadurch sieht er sehr stolz und sehr schön aus, denn er hat weiche, fließende weiße Locken. Und er weiß um seine Grazie: Dancer macht beim Gehen tänzelnde Bewegungen. Wenn Sie ihn führen, sieht es so aus, als würde er mit Ihnen tanzen.

Wenn ich von Schönheit spreche, dann meine ich das, was Sie bei einer Begegnung mit einem Lama erleben können, wenn Sie ihm in die großen dunklen Augen schauen. Eine Teilnehmerin hat einmal gesagt: »Ein Blick in diese wunderbaren Augen ist so, als würde man in einem klaren, kühlen See baden.«

Die Schönheit, die Wärme, die Sanftheit, alles, was man in dem Lama sieht, hat aber letztlich mit einem selbst zu tun – es ist die eigene Schönheit, die man im anderen sieht.

Mit Schönheit meine ich nicht die ästhetischen Idealvorstellungen, die die Massenmedien vermitteln. Die Schönheit, die ich meine, ist keine Sache einer sogenannten »Idealfigur« mit »Idealmaßen«, der richtigen Schminke oder eines Waschbrettbauchs. Sie gibt sich auf einer subtilen Ebene zu erkennen – auf einer Ebene, die Sie nur spüren können. Sie entzieht sich jedem Versuch der Deutung oder Beschreibung. Echte Schönheit erkennen Sie im Hier und Jetzt – und zwar in Ihrem Gegenüber. Seine Gedanken und seine Gefühle vermitteln die Einmaligkeit seines Wesens.

Wann gelingen also Beziehungen? Wenn Sie die Einzigartigkeit und Schönheit in den Menschen, denen Sie begegnen, entdecken. Dafür benötigen Sie einen freien Kopf, ein reines Herz und einen ruhigen Geist. Der Schlüssel zur Erkenntnis der Schönheit ist die achtsame Wahrnehmung des anderen. Indem Sie also achtsam auf Ihr Gegenüber zugehen, den anderen spüren, seine Bedürfnisse und Wünsche wahrnehmen und auf diese – soweit es Ihnen möglich ist und soweit Sie dazu bereit sind – eingehen, stellen Sie eine fruchtbare Beziehung her.

Gesprächstechniken und Konfliktmanagement-Methoden werden damit nicht komplett überflüssig, aber sie treten in den Hintergrund. Ihr Gegenüber so wahrzunehmen, wie es ist, bildet die Basis für eine herzliche Beziehung, eine Begegnung von Herz zu Herz, eine Partnerschaft auf Herzenshöhe. Und Sie sind so viel besser in der Lage, mit Konflikten und Meinungsverschiedenheiten umzugehen.

Die wichtigste Voraussetzung für Beziehungen auf Herzenshöhe ist eine gute Wahrnehmungsfähigkeit. Deshalb habe ich für Sie einige Übungen zusammengestellt, mit denen Sie Ihre Wahrnehmung trainieren können.

Übung 1:
In den Ruhemodus wechseln

Wenn Sie spüren, dass Sie Ihr Gegenüber nicht wahrnehmen können, weil Sie mit Ihren Gedanken stets um die eigenen Probleme und Sorgen kreisen, sollten Sie den Modus wechseln – oder anders gesagt: ein paar Gänge runterschalten. Wenn Sie das bewusst üben, wird es Ihnen bald auch in einer direkten Begegnung gelingen.

Was Sie benötigen
Für diese Übung benötigen Sie eine Stunde Zeit und eine ruhige Umwelt, die sich positiv auf Ihre innere Unruhe auswirken kann.

Los geht's!
* Wenn Sie merken, dass Sie unruhig sind und sich vornehmen, Ihren Geist zu beruhigen, verschärfen Sie meist das Problem. Sie zwingen sich zur Ruhe, bleiben aber faktisch in der gleichen Situation. Um Ihren Zustand zu ändern, ist es daher ratsam, das

Umfeld zu ändern. Gehen Sie am besten in die freie Natur. Machen Sie einen kleinen Spaziergang und bleiben Sie neugierig auf das, was passieren wird.

- Wenn Sie in der Natur an einen ruhigen Ort angekommen sind, an dem Sie sich wohlfühlen, machen Sie es sich dort bequem. Sie können sich setzen oder stehen bleiben. Sie können sich auch an einen großen Baum lehnen, wenn Sie wollen.
- Konzentrieren Sie sich auf Ihren Atem und schließen Sie die Augen. Nehmen Sie Ihre Umwelt wahr: Spüren, hören oder riechen Sie die Welt um Sie herum.
- Öffnen Sie dann die Augen und lassen Sie alle Ihre Sinne umherstreifen. Nehmen Sie den Wind in den Bäumen wahr, die Geräusche der Tiere, das Wetter oder Ihre eigenen Gedanken – denn auch diese sind Teil der Natur.
- Um sich auf einen anderen Menschen einlassen zu können, bedarf es zunächst eines Einlassens auf sich selbst. Wenn Ihnen Gedanken oder gar Sorgen in den Sinn kommen, lassen Sie sie vorbeiziehen wie ein Stück Holz, das auf einem Fluss vorbeischwimmt.
- Sie können diese Übung auch in der Stadt machen und müssen nicht erst hinaus aufs Land fahren. Zoos, Gärten oder Parkanlagen sind urbane Möglichkeiten, sich in die Natur zurückzuziehen. Ruhe können Sie aber auch in Museen, Bibliotheken oder in stillen Hinterhöfen finden.

Ich selbst liebe auch deswegen die Spaziergänge mit meinen Lamas: Bei dem entschleunigenden Tempo komme ich zur Ruhe, so auch die Teilnehmerinnen und Teilnehmer der Lamawanderungen. Im ersten Moment ist manch einer irritiert, aber nach ein paar Metern merkt man doch, wie alle einmal durchatmen und das langsame Tempo annehmen und genießen können.

Sie können natürlich auch mal mit dem eigenen Hund langsamer als sonst gehen. Beobachten Sie, wie der Hund reagiert – es kann sein, dass auch er durchatmet und froh ist, die Eindrücke beim Spaziergang gründlicher verarbeiten zu können.

Tipps & Hinweise

Wenn Sie schnell zur Ruhe kommen wollen, können Sie auch innerhalb Ihrer Wohnung die kreisenden Gedanken abstreifen. Hierfür ist es wichtig, dass Sie Ihre Erreichbarkeit zeitweise abstellen. Nehmen Sie sich zum Beispiel eine Stunde Zeit. Wenn das nicht geht, hilft aber auch schon eine Viertelstunde. Schalten Sie für die Dauer der Übung Telefon, Internet, Fernsehen und Radio und andere Störquellen aus, um in Ihrem Mikrokosmos eine Quelle der Ruhe zu schaffen. Nutzen Sie die Zeit für Meditation, hören Sie meditative Musik oder genießen Sie einfach die Stille.

Übung 2:
Wertschätzung

An sich ist Wertschätzung keine Übung, sondern eine Einstellung. Da neue Einstellungen aber gelernt und trainiert werden möchten, besteht die Übung darin, Wertschätzung zu kultivieren – und zwar in allen Formen und Situationen:

* Wertschätzung sich selbst gegenüber
* Wertschätzung anderen Menschen gegenüber
* Wertschätzung, um Konflikte zu lösen
* Wertschätzung der Mitwelt gegenüber

Was Sie benötigen

Achtsamkeit. Sie ist der Schlüssel, um an sich oder an Ihrem Gegenüber Dinge wahrzunehmen, die Sie wertschätzen können.

Natürlich benötigen Sie auch Mitmenschen, mit denen Sie üben können. Eine bunte Mischung ist von Vorteil: Suchen Sie sich aus Ihrem Familien-, Freundes- und Bekanntenkreis Menschen aus, die Sie gern mehr wertschätzen würden. Besonders herausfordernd, aber auch besonders ertragreich ist es, wenn Sie die Übung mit Menschen praktizieren, die Sie nicht leiden können oder die Sie als ablehnend erleben. Das ist allerdings die Königsklasse und nur für Fortgeschrittene empfehlenswert. Zu Beginn sollten Sie mit einfacheren Situationen üben.

Am besten fangen Sie darum auch in einer Situation an, in der Sie bereits eine positive Grundstimmung haben, also gut gelaunt sind und Energie haben. Ihr Gegenüber sollte am besten nicht wissen, was Sie vorhaben.

Übrigens können Sie Wertschätzung auch gut mit Tieren üben. Tiere sind sehr empfänglich für Herzschwingungen in Form von Wertschätzung, Liebe, Dankbarkeit oder Anerkennung.

Neben den Vorteilen für Ihre eigene charakterliche Entwicklung und das soziale Miteinander hat das Aussprechen von Wertschätzung auch einen positiven Effekt auf Ihre Gesundheit. Allein Wertschätzung zu spüren, verhilft zu einer besseren Herzkohärenz. Je aufrichtiger die Wertschätzung ist, desto kohärenter ist das Muster des Herzens.

Los geht's!

* Rufen Sie sich ins Bewusstsein, was Sie an dem Menschen oder dem Tier, den oder das Sie sich ausgesucht haben, genau schätzen. Gerade bei guten Freunden oder beim Lebenspartner

geraten wir im Alltag leicht in die Versuchung, zu vergessen, was wir an ihnen haben und warum wir sie so schätzen.

- Nehmen Sie sich in der nächsten Woche *eine* Person vor und achten Sie in diesem Zeitraum auf alle liebenswürdigen Gedanken, Gefühle oder Handlungen, die Sie gegenüber jener Person haben und empfinden. Machen Sie sich all das bewusst, damit Ihr wertschätzender Blick zur Gewohnheit werden kann.

- Noch heilsamer für Ihre Beziehung ist es, wenn Sie Wertschätzung nicht nur fühlen, sondern auch kundtun. Zeigen Sie Ihrem Gegenüber Ihre Wertschätzung, indem Sie diese aussprechen. Dazu müssen Sie keine Lobeshymnen singen. Schon das Wort »Danke« in voller Aufrichtigkeit auszusprechen wirkt wie ein Zauberwort in einer Beziehung. Es bringt Entspannung, Freude und die Bereitschaft, sich auf den anderen einzulassen. Entscheidend dabei ist Ihre Natürlichkeit und dass Sie es ernst meinen. Wenn Sie diese Übung als Zwang auffassen, jemanden zu loben, merkt das Ihr Gegenüber. Seine Reaktion wird Sie enttäuschen. Taktische Schmeicheleien werden einfach sofort durchschaut. Drücken Sie einfach nur den positiven Gedanken aus – in dem Moment, in dem er Ihnen durch den Kopf geht. Sagen Sie zum Beispiel: »Mensch, wie schön! Mit dir kann ich auch einfach mal schweigen und es wird nicht peinlich.« Oder: »So schön, dass du auf die Idee kamst, ins Kino zu gehen. Ich habe jetzt sicher ein halbes Jahr lang keinen Film mehr gesehen …«

- Wertschätzung können Sie auch auf der Verhaltensebene äußern – in Form einer einfachen Freundlichkeit. Jemanden auf der Autobahnspur reinlassen, einem älteren Menschen den Sitzplatz im Bus anbieten, die Kassiererin im Supermarkt kurz anlächeln. Diese kleinen Gesten stellen sofort ein gutes Klima her – wenn sie von innen kommen und ernst gemeint sind. Gewöhnen Sie sich freundliche und zuvorkommende Verhaltensweisen an und achten Sie darauf, sie jeden Tag zu pflegen.

- Vergessen Sie nicht, dass auch Sie ein Mensch sind und eine Beziehung zu sich selbst pflegen. Dankbarkeit und Wertschätzung sollten Sie auch sich selbst gegenüber üben und kultivieren – indem Sie sich loben oder Komplimente machen. Psychologen empfehlen zur Stärkung des Selbstwertgefühls, jeden Morgen in den Spiegel zu schauen und etwas Positives zu sich zu sagen. Zum Beispiel: »Gut sehe ich aus!« oder »Ich finde mich toll!« oder »Ich liebe mich!« Fällt es Ihnen schwer oder können Sie vor dem Spiegel gar ein aufrichtiges »Ich liebe mich« sagen? Es muss ja nicht gleich die Spiegelübung sein. Das ist für viele als Einstieg zu schwer – oder es ist ihnen peinlich. Doch dann fangen Sie eben einfacher an: Loben Sie sich einmal selbst im Stillen: »Meine Ideen habe ich heute wirklich gut präsentiert.« Oder sagen Sie sich: »Das Problem vorhin habe ich ja mal schnell gelöst.« Oder einfach: »gut gemacht!«

- Schätzen Sie das, was Sie täglich tun? Akzeptieren Sie sich so, wie Sie sind, mit allen Ecken und Kanten? Je höher Sie sich wertschätzen, desto leichter fällt es Ihnen, die positiven Eigenschaften an anderen festzustellen. Wenn sich das für Sie unnatürlich anfühlt, müssen Sie die Selbstwertschätzung nicht so absolut formulieren. Wählen Sie den Aspekt, von dem Sie sagen können: »In diesem Punkt bin ich wirklich stolz auf mich.«

Tipps & Hinweise

Diese Übung ist äußerst individuell, weil jeder eine andere Vorstellung von Wertschätzung, andere Menschen in seinem Umfeld und andere Vorerfahrungen hat. Deshalb noch einige Anregungen: Wenn es Ihnen schwerfällt, überhaupt etwas Positives zu einem Gegenüber zu sagen, dann überlegen Sie sich, wieso Sie die Beziehung überhaupt noch aufrechterhalten. Seien Sie ganz ehrlich zu sich. Wenn Sie mit Ihrem Partner beispielsweise gern zusammen sind, ihm aber nicht sagen können, wie hoch Ihre Wertschätzung ist, dann überlegen Sie sich einmal, wieso Sie gern mit ihm Zeit verbringen. Vielleicht gefällt es Ihnen, dass Sie mit ihm über alles reden können oder umgekehrt, dass Sie mit ihm zusammen wunderbar schweigen können. Stellen Sie sich die Frage: »Warum bin ich denn so gern mit ihm/ihr zusammen?« Sie werden sich Bedürfnisse ins Bewusstsein rufen, die Ihnen wichtig sind, die Ihr Partner befriedigt, aber die im Laufe der Zeit zur Gewohnheit geworden sind. Oder Sie werden feststellen, dass Sie nichts mehr zusammenhält.

Wenn Sie eine gewisse Routine im wertschätzenden Umgang mit Ihren Beziehungspartnern haben, können Sie einen weiteren Schritt wagen und Ihre Herzensenergie für das gesamte Umfeld freisetzen. In der Global Coherence Initiative beispielsweise können Sie sich auf deren Internetseite (www.heartmath.org/gci) aktiv engagieren, indem Sie bei globalen Meditationen mitmachen. Alle Teilnehmer gehen zur selben Zeit in Meditation und nehmen durch ihre geistige Fokussierung Einfluss auf die Entwicklung des Kosmos. Da dies nur in guter Absicht geschehen sollte, ist die Wertschätzung sich selbst und der Welt gegenüber die grundlegende Voraussetzung.

> **»The Global Coherence Initiative:**
> **Creating a Coherent Planetary Standing Wave«**
> Die Global Coherence Initiative wurde vom Institute of HeartMath® gegründet. Sie beschäftigt sich mit der folgenden Hypothese:
> Wenn immer mehr Menschen Kohärenz zu ihrem Grundmuster machen, dann hat das Auswirkungen auf das gesamte Umfeld bis hin zum elektromagnetischen Feld der Erde. Ziel ist es, Herzlichkeit, Frieden und Harmonie in das globale Bewusstsein zu bringen.

Übung 3:
Weitblick

Vielleicht fällt es Ihnen schwer, sich für Ihre Mitmenschen Zeit zu nehmen. Die Zeit, die Sie benötigen, um sie wahrzunehmen und ihnen achtsam zu begegnen. Das könnte daran liegen, dass Ihnen der Weitblick verloren gegangen ist und Sie zu stark mit Ihren eigenen Gefühlen und kreisenden Gedanken identifiziert sind. Ihr Ziel könnte dann lauten: Abstand gewinnen. Wie? Indem Sie Ihr Wahrnehmungsfeld vergrößern.

Diese Übung ähnelt der ersten, weil es um das Training Ihrer Achtsamkeit geht. Der Unterschied ist jedoch, dass Sie hier durch eine gesteuerte Aufmerksamkeit wesentlich aktiver sind.

Denken Sie dabei immer daran, dass Sie nicht Ihre Gedanken *sind*! Sie *sind* auch nicht Ihre Gefühle. Sie *haben* Gedanken und Gefühle. Sie stehen Ihnen als Kraftquelle zur Verfügung und Sie können lernen, sie bewusst für sich einzusetzen. Zum Beispiel mit diesen Übungen.

Was Sie benötigen

Für diese Übung benötigen Sie Zeit. Je mehr Sie zur Verfügung haben, desto besser. Ich empfehle Ihnen, sich eine Stunde zu gönnen.

Los geht's!

* Gehen Sie in die freie Natur. Entspannen Sie sich durch eine Methode Ihrer Wahl oder indem Sie bewusst Ihre Umwelt beobachten.
* Lenken Sie die Aufmerksamkeit auf Ihr Herz, zum Beispiel mit der Herzatmung.
* Erweitern Sie Ihr Wahrnehmungsfeld, indem Sie Ihre Aufmerksamkeit auf den gesamten Körper ausweiten.
* Gehen Sie im nächsten Schritt über die Grenzen Ihres Körpers hinaus und richten Sie Ihre Aufmerksamkeit auf Ihre Mitwelt. Sie können beispielsweise zum Horizont oder zum Waldrand auf einen Fluss blicken. Es spielt keine so große Rolle, worauf Sie sich konzentrieren. Wichtig ist nur, dass Sie den Fokus von sich weg lenken.

Tipps & Hinweise

Bei dieser Übung dehnen Sie Ihre Wahrnehmung schrittweise aus, bis Sie einen für Sie angemessenen Weitblick entwickelt haben. Dieser hilft Ihnen im Alltag, Ihre Umwelt genauer wahrzunehmen und Ihre Mitmenschen besser zu erkennen. Weil Sie Ihren eigenen Standpunkt, der durch Vorlieben, Sehnsüchte, Abneigungen, Ängste oder Sorgen etc. geprägt ist, verlassen, schaffen Sie Raum für neue Einsichten. Wenn Sie diesen Raum dann bewusst nutzen, um andere Menschen zu erreichen, können Sie einen Weitblick kultivieren, der Ihnen Ruhe, Achtsamkeit und Wertschätzung ermöglicht.

Wenn Sie Freude an der Übung haben, können Sie mit ihr experimentieren. Suchen Sie zum Beispiel inner- wie außerorts nach Plätzen mit Fernsicht: Glockentürme, Aussichtstürme, Dachterrassen, Berge, Feldanhöhen und so weiter. Von dort aus lässt sich der Raum der Wahrnehmung umso leichter dehnen.

Übung 4:
Weniger ist mehr

Der reinen Beobachtung ohne Wertung oder Kategorisierung kommt eine entscheidende Rolle zu. Wertschätzung kann nur gelingen, wenn Sie das Gegenüber so umfassend wie möglich wahrnehmen. Sie können jedoch nichts wahrnehmen, wenn Ihr Kopf voll ist mit Fragezeichen, was der andere wie gemeint haben könnte oder was welches Verhalten bedeuten könnte. Deswegen sind die beiden vorherigen Übungen für den zwischenmenschlichen Erfolg sehr wichtig: Sie lenken weg von den eigenen Gedanken hin zu Naturbeobachtungen mithilfe der Sinnesorgane. So können Sie erfassen, was im Hier und Jetzt tatsächlich geschieht. Jede Deutung dieser Eindrücke bezieht sich immer auf eine – wenn auch kurzfristige – Erinnerung und ist nicht mehr rein das, was Sie gesehen, gehört oder gefühlt haben.

Unter dem Motto »Weniger ist mehr« lädt die folgende Übung dazu ein, einfach nur das zu beobachten, was ist, ohne unnötige Emotionen oder Gedanken hineinzubringen. Weg von der Deutung und hin zur reinen Wahrnehmung – das ist ein Prozess, der hiermit geübt wird.

Lamas können das hervorragend: Sie beurteilen Menschen nicht nach ihrem Aussehen. Es ist ihnen egal, ob jemand groß oder klein, dick oder dünn, alt oder jung ist. Sie reagieren unmittelbar auf das

Verhalten und die innere Haltung der Besucher. Bevor sie etwas über Menschen wissen, sind sie neugierig, offen, interessiert, freundlich. Sie haben keine Schubladen im Kopf, schon gar nicht bezogen auf irgendwelche Äußerlichkeiten.

Was Sie benötigen

Für diese Übung benötigen Sie einen Weitblick, den Sie sich mit der vorherigen Übung aneignen können. Außerdem brauchen Sie Geduld und Wertschätzung Ihrer Wahrnehmung und Ihren Gedanken gegenüber.

Los geht's!

• Üben Sie sich im Wahrnehmen, ohne zu bewerten, egal, wo Sie sich befinden. Ob auf einer Wanderung, bei Ihrer Verabredung, in einem Meeting, beim Abendessen: Beobachten Sie, was Sie sehen. Hören Sie, was Sie hören. Spüren Sie, was Sie spüren – und Punkt. Mehr nicht. Versuchen Sie, Ihre Wahrnehmung dort zu belassen, wo sie von sich aus hingeht. Und denken Sie vor allem nicht darüber nach, was Sie gerade wahrgenommen haben. Wenn Sie den festen Entschluss gefasst haben, weniger zu interpretieren und mehr wahrzunehmen, dann vertrauen Sie darauf, dass Sie Ihre Sinne nicht ausrichten müssen. Alles andere ist ein unbewusster Versuch, die eigene Wahrnehmung doch zu lenken. Doch damit wären Sie bereits in einer Interpretation, weil Sie das, was Sie sehen, einordnen oder bewerten möchten. Deswegen ist es auch keine gute Idee, den Versuch zu starten, Fortschritte in der Übung zu beobachten. All das würde nur von dem ablenken, was im Augenblick um Sie herum geschieht.

• Setzen Sie sich kleine Stoppsignale. Immer wenn Sie merken, dass Sie interpretieren oder bewerten, können Sie damit die Gedankengänge stoppen oder durch andere ersetzen.

- Am besten ist es, gar nicht erst das logische Denken zu aktivieren. Wenn Sie zum Beispiel im Café eine Frau sehen, die ein grünes Kleid mit riesigen Sonnenblumenmustern trägt, sagen Sie zu sich: »Oh, eine Frau in einem grünen Kleid mit riesigen Sonnenblumenmustern.« Gedanken wie »Was für ein tolles Kleid!« oder »Hat die keinen Spiegel zu Hause?« sind schon Interpretation. Sie geben Ihren Gedankenströmen Futter, statt den Geist zu leeren.

- Wenn Sie sich bereits beim Bewerten ertappt haben, können Sie gedanklich zurückspulen und sich die Situation vorstellen, wie es wäre, wenn Sie nur auf der Ebene der Beobachtung geblieben wären.

- Gewohnheit, Erziehung und gesellschaftliche Normen sind maßgeblich dafür verantwortlich, dass wir in der Regel mehr interpretieren als ausschließlich wahrnehmen. Die medial vermittelten Schönheits-, Familien- oder Berufsideale erleichtern die Kategorisierung in gute und schlechte Dinge. Achten Sie daher bei Ihrem Medienkonsum und im Kontakt mit anderen Menschen, bei welchen Reizen Sie unmittelbar eine bestimmte Wertung vornehmen, und fragen Sie sich, ob diese Meinung wirklich aus Ihnen selbst heraus entstanden ist.

Tipps & Hinweise

Wenn Sie jemanden gerade kennenlernen, beobachten Sie ihn so natürlich wie möglich, so als ob Sie in aller Ruhe einen Fluss betrachten würden. So vermeiden Sie es, ihn voreilig in soziale Schubladen zu stecken. Gedanken wie »Der ist aber arrogant«, »Die erinnert mich voll an meine Exfreundin«, »Bei der habe ich nie eine Chance« sind Zeugnisse dafür, dass in Ihnen bestimmte Wertmaßstäbe vorherrschen, mit denen Sie die Welt kategorisieren. So können Sie aber niemals sehen, wie Ihr Gegenüber tatsächlich ist und wie sich der Beziehungstanz zwischen Ihnen gestalten will. Im Gegenteil: Sie würden sogar die Herzbegegnung gefährden, da Sie von vornherein eine starre Meinung über den anderen haben, der aber vielleicht überhaupt nicht so ist, wie Sie denken.

Dasselbe trifft auf Gespräche zu: Vermeiden Sie Vorurteile, voreilige Pauschalisierungen oder Zwänge, nur um sich in Ihrer Meinung zu bestätigen. Dies wäre kräftezehrendes Armdrücken und bei Weitem nicht so lebendig und freudig wie ein Beziehungstanz. »Du musst …«, »Du sollst …« oder andere Aufforderungen erzeugen Druck, der beim Gegenüber unmittelbar zu Blockaden führt. Statt Ihr Gegenüber zu ziehen oder zu zerren, könnten Sie nach dessen Vorstellungen fragen und so einen gemeinsamen Tanzrhythmus finden.

Auch beim Wandern mit den Lamas ist es wie bei einem Beziehungstanz, besonders mit unserem Dancer. Ich hatte Ihnen ja schon beschrieben, dass viele Lamawanderer die Erfahrung machen, dass Ziehen und Zerren bei Lamas nichts bringt. Und zwar überhaupt nichts. Sie können ein Lama partout nicht dazu bringen, einer Du-musst-jetzt-dies-oder-das-tun-Anweisung Folge zu leisten. Am besten funktioniert das Führen der Lamas auf Herzenshöhe – sie reagieren sensibel auf die Körpersprache und die innere Haltung ihrer menschlichen Führer. Wenn Sie Sicherheit und Vertrauen ausstrahlen, folgt Ihnen ein Lama gern und freiwillig. Dann geht man wirklich gemeinsam. Man findet einen gemeinsamen Rhythmus und das Wandern wird zu einem harmonischen, gemeinsamen Tanz. Zu einem Tanz, bei dem Führen und Folgen ein gleichberechtigtes Miteinander sind. Wie Sie auch Ihre Gesprächsführung in diesem Sinne verbessern können, zeigt Ihnen die nächste Übung.

Übung 5:
Kohärentes Zuhören

Wenn Sie mit Ihrem Gesprächspartner nicht harmonieren, ist es so, als würden sich ein Engländer und ein Russe in ihrer jeweiligen Muttersprache miteinander unterhalten. Dem Gespräch kann keiner der beiden folgen, weil sie immer nur das verstehen, was sie selbst sagen. Abgesehen von der Körpersprache und den Emotionen lässt sich nichts weiter erkennen. Deswegen ist es in Gesprächen wichtig, sich auf eine gemeinsame Sprache zu einigen. Beim kohärenten Zuhören müssen Sie keine Verabredungen mit Ihrem Gesprächspartner treffen, um sich zu unterhalten. Sie müssen lediglich lernen, dem anderen mit Ihrem Herzen zu folgen. Das steigert die Wertschätzung, schenkt Vertrauen und gibt Ihnen die Möglichkeit, Ihr Bewusstsein zu verändern.

Was Sie benötigen
Einen Gesprächspartner.

Los geht's!
* Gehen Sie mit Ihrer Aufmerksamkeit vor oder während des Gesprächs zu Ihrem Herzen, um in Kohärenz zu kommen. Vor dem Gespräch können Sie dafür auch die Herzatmung praktizieren.
* Der Gesprächspartner erzählt beispielsweise zu einem vorher von Ihnen beiden festgelegten Thema. Es kann auch etwas sehr Persönliches sein. Er spricht zum Beispiel vier Minuten, ohne dass Sie ihn durch Einwürfe unterbrechen.
* Wenn Sie während des Gesprächs merken, dass Sie immer wieder abdriften, können Sie sich mit der Fokussierung auf Ihr Herz ins Hier und Jetzt zurückrufen.

- Hören Sie auf das Gesagte und lassen Sie sich nicht von seinen Emotionen anstecken. Bleiben Sie wertschätzend und versuchen Sie, den Kern dessen zu erfassen, was er meint.
- Bei sensiblen oder wichtigen Gesprächen ist es hilfreich, Ihrem Gesprächspartner danach in eigenen Worten zusammenzufassen, was Sie verstanden haben. Es geht nicht um ein Hin und Her, sondern darum, ein gegenseitiges Verständnis sicherzustellen.

Tipps & Hinweise

Es gibt eine Fülle an Ratgeberliteratur zum Thema Gesprächsführung und Kommunikation. Und natürlich die Bücher über die Herzintelligenz®-Methode (siehe Anhang). Neben dem »Aktiven Zuhören« von Carl Rogers und dem »Kommunikationsquadrat« von Friedemann Schulz von Thun sind vor allem kommunikationspsychologische Modelle interessant, da diese das Gespräch in einen übergeordneten Kontext setzen. All dies sind nützliche Methoden und Werkzeuge.

Entscheidend ist jedoch die Grundabsicht: Begegnen Sie Ihrem Gesprächspartner auf Herzenshöhe oder nicht? Denn ohne diese Begegnung nützen Ihnen auch die wirkungsvollsten Modelle wenig.

Übung 6:
Chatten mal anders

Smartphones und Tablets ermöglichen es, nahezu überall ins Internet zu gehen und dort Fotos zu teilen oder mit Freunden zu chatten. Vor allem junge Menschen weisen eine hohe Affinität zu digitalen Medien auf. In einem unserer Berufsfindungsprojekte wenden wir uns speziell an 18- bis 25-jährige Menschen, und für die Seminarzeit gilt: Handy-Pause. Obwohl es diese Vereinbarung gibt, beobachte ich immer wieder die Teilnehmer beim SMS-Schreiben, WhatsApp-Nutzen oder Posten auf Facebook.

Nachdem ich gesehen habe, wie schwer die Handy-Pause den Teilnehmern fällt, wollte ich verstehen, warum so viele Menschen so süchtig nach diesen Medien sind. Ich fragte eine Kursteilnehmerin, warum sie das Gerät dauernd benutzt. Sie antwortete mir: »Damit halte ich Kontakt zu den Menschen.«

Ich: »Ach so, aber hier sind doch genügend Menschen!«

Sie: »Das stimmt. Aber das sind nicht meine Freunde.«

Statt also neue Menschen kennenzulernen und neue Freundschaften zuzulassen, blockierte diese junge Frau diesen Weg und entschied sich für ein Leben in der digitalen, virtuellen Welt.

Das Verlangen, über soziale Medien erreichbar zu sein oder Freundschaften zu pflegen, ist immens. Allerdings finde ich, dass häufig rein virtuelle Kontakte mehr Energie nehmen, als sie geben. Hinzu kommt, dass man am Computer und im Internet oft gar nicht merkt, wie schnell die Zeit vergeht. Es wird systematisch eine Scheinwelt aufgebaut, in der nur noch über Buchstaben und Smileys kommuniziert wird. Eine mögliche Gefahr könnte sein, dass authentische Beziehungen verloren gehen oder überhaupt nicht als ernsthafte Alternative angesehen werden. Um dieser Entwicklung etwas entgegenzusetzen oder um sich wenigstens zeitweise der ständigen digitalen Erreichbarkeit zu entziehen, können Sie mit der Natur »chatten«.

Was Sie benötigen

Ruhe, Zeit und ein weitgehend natürliches Umfeld (Wald, Wiese, Park, Garten, Zimmerpflanzen).

Los geht's!

- Überprüfen Sie zunächst, wie viel Zeit Sie am Tag für den Gebrauch digitaler Medien und sozialer Netzwerke verwenden.
- Planen Sie als Nächstes eine Auszeit von der virtuellen Welt, die Sie täglich einhalten. Schalten Sie TV, Telefon, Handy, Smartphone oder PC aus. Das ermöglicht es Ihnen, sich anderen Dingen zu widmen und zu erkennen, dass es in der Welt vieles zu entdecken gibt – im »Real Life«, wie es heute schon heißt: außerhalb der digitalen Welt.
- Gehen Sie in der Auszeit in die Natur, um eine Prise »reale« Umwelt zu inhalieren. Sie können die Übung »In den Ruhemodus wechseln« (siehe Kapitel »So gelingt der Beziehungstanz«) machen, um sich einzustimmen.
- Nehmen Sie als Nächstes Kontakt zu der belebten Umwelt auf. Suchen Sie sich eine Pflanze oder ein Tier und beobachten Sie es. Fühlen Sie nach einiger Zeit vielleicht sogar die Verbundenheit, die zwischen Ihnen und dem Lebewesen besteht.
- Versuchen Sie, die Natur, Ihre Mitmenschen und Ihre gesamte Umwelt als ein reales »soziales Netzwerk« zu sehen. Sie sind mit allem verbunden und in einem ständigen Austausch. Lassen Sie diese Erkenntnis in sich reifen.

Tipps & Hinweise

Wenn Sie diese Übung mehrmals gemacht haben, können Sie die Gefühle, die Ihnen beim Gebrauch von Smartphones oder Computern kommen, mit den Gefühlen, die Ihnen in der freien Natur kommen, vergleichen. Was fühlt sich lebendiger oder authentischer an? Was gibt Ihnen Energie? Ich möchte Ihnen empfehlen, den Gebrauch digitaler Medien auf ein sinnvolles Minimum zu beschränken. Zum Beispiel könnten Sie darauf verzichten, ganztags über das Handy zu kommunizieren. Experi-

mentieren Sie doch einmal damit, sich feste Zeiten am Tag fest-
zulegen, an welchen Sie in die digitale Welt einsteigen und sie
wieder verlassen.

Übung 7:
Miteinander

Je öfter Sie tanzen, desto geschmeidiger werden Sie. Nutzen Sie
daher jede Möglichkeit, mit Menschen in Kontakt zu treten und
bewusste Beziehungen herzustellen, in denen Sie Wertschätzung,
Ruhe und Achtsamkeit kultivieren können. Jede neue Begegnung ist
eine neue Übungsmöglichkeit, mit der Sie sich verbessern können.
Oberflächlich betrachtet mag es ganz einfach erscheinen: Sie treffen täglich Menschen und können mittels Sprache eine Beziehung
herstellen oder beeinflussen. Wenn Sie aber genauer hinsehen,
werden Sie bemerken, dass diese scheinbar leichte Sache eine hoch-
komplexe Angelegenheit ist, in der es darum geht, über Gesprächs-
strategien oder Beziehungsratgeber hinaus authentische Bezie-
hungsgefühle zu kultivieren. Dies ist komplex, weil eine Beziehung
Sie als Ganzes erfasst, Ihre Gefühle, Ihre Gedanken, Ihren Körper,
Ihre Seele – einfach alles, was mit Ihnen zusammenhängt. Und genauso beim anderen.
Hinzu kommt, dass Sie die Waagschale zwischen Nähe und Distanz
halten müssen. Es ist nicht sinnvoll, sich in Beziehungen zu stürzen,
aber auch nicht, sie unnötig zu meiden.
Lamas sind hierbei gute Vorbilder: Sie sind Experten für einen opti-
malen Ausgleich zwischen Nähe und Distanz. Sie kommen offen,
neugierig, freundlich und interessiert auf Fremde zu. Trotzdem halten sie dann aber einen Individualabstand ein, denn sie bedrängen ihre Besucher nicht. Sie zeigen Interesse, überlassen aber den

Menschen die weitere Kontaktaufnahme. Sie schubsen nicht und schlecken einen nicht ab wie ein Hund, wenn er sich übermäßig freut. Lamas kommen vielleicht mal mit der samtigen Schnute vorsichtig näher, vielleicht sogar mit einer ganz leichten, sanften Berührung – aber immer vorsichtig. Sie reagieren sofort, wenn man ein wenig zurückgeht, und respektieren das. Übrigens: Dieses Schnuppern, dieses »Lamaküsschen« ist samtig weich und trocken.

Machen Sie es doch wie die Lamas: Seien Sie offen, freundlich und neugierig auf die Begegnung. Begegnen Sie sich auf Augen- und Herzenshöhe. Aber wahren Sie anfänglich einfühlsam eine räumliche Distanz.

Was Sie benötigen

Geduld, Entspannung, Herzkohärenz, Mitmenschen.

Los geht's!

- Wenn eine Gesprächssituation ansteht, gehen Sie zuvor kurz in sich und prüfen Sie, wie Sie vorbereitet sind. Sind Sie entspannt? Gibt es Gedanken, die in Ihnen spontan kommen? Was fühlen Sie?

- Stellen Sie als Nächstes eine Verbindung zu Ihrem Herzen her, damit Sie in eine wirkliche Verbindung mit Ihren Gesprächspartnern treten können. Stellen Sie eine Herzkohärenz her und machen Sie sich Ihre Absicht bewusst, eine produktive, kreative und wertschätzende Beziehung zu führen.

- Durch dieses absichtsvolle Vorgehen öffnen Sie sich für ein echtes Herzensprojekt, denn all das, was Sie in dieser Beziehung wahrnehmen, hat unmittelbar mit Ihrem Herzen zu tun und kann über die Gefühlsebene gesteuert werden. Folgen Sie auch kognitiv dem Gesprächsfaden, während Sie im Herzfokus sind, um Ihrem Gesprächspartner Wertschätzung zu signalisieren.

Tipps & Hinweise

Viele Gesprächssituationen sind dadurch eingeschränkt, dass die Gesprächspartner bewusst wie unbewusst Erwartungen an sich, das Gespräch oder das Gegenüber setzen. Das erschwert den Zugang zum Herzen und wirkt ungefähr so, als würden Sie mit einer Eisenkugel am Bein versuchen, zu tanzen. Nur wenn sie wertfrei, das heißt ohne Bewertungen Ihre Gespräche führen, dann tanzen Sie ohne diese Eisenkugel. Erwartungen verlieren dann ihre Bedeutung, und Sie haben Raum, um von Herz zu Herz kommunizieren zu können.

DAS GELINGENDE LEBEN

Der natürliche Rhythmus

Körper, Emotionen, Denken, Miteinander: In den ersten vier Teilen dieses Buches habe ich Ihnen praktische Möglichkeiten aufgezeigt, wie Sie Ihr Leben auf diesen vier Ebenen verbessern können. Ein gelingendes Leben führen Sie, wenn Sie auf all diesen Ebenen zufrieden und ausgeglichen sind. Doch wie gelingt es, all die Ebenen zu integrieren? Indem Sie Ihren natürlichen Rhythmus finden.

Auslöser für alle körperlichen, emotionalen, mentalen und sozialen Probleme sind Überforderung und Stress im weitesten Sinne – ob durch andauernde Hektik im Beruf, durch belastende, konfliktbehaftete Beziehungen oder durch eine unterschwellige Unruhe, die auf die Diskrepanz zwischen Alltag und Wunschtraum zurückgeht. Unabhängig von Ursache und Erscheinungsform führt dieser Stress zu einer geringen Herzkohärenz. Wahrlich gelingen kann das Leben nur mit einer guten Kohärenz. Diese erreichen Sie zum einen, indem Sie auf der Ebene, auf der Sie ein Ungleichgewicht verspüren, nachkorrigieren. Doch manchmal reicht das nicht. Zum Beispiel, wenn Ihr Unwohlsein zu diffus ist, um dessen Ursache zu lokalisieren. Oder wenn Sie den Eindruck haben, Sie müssten auf mehreren oder sogar allen Ebenen gleichzeitig nachkorrigieren. In solchen Fällen ist es hilfreich, das große Bild zu sehen – und eine Möglichkeit zu haben, auf das Gesamtsystem einzuwirken.

Dieses Gesamtbild und diesen Ansatzpunkt möchte ich Ihnen in diesem Kapitel nahebringen. Der Punkt, der sowohl Ihr körperliches als auch Ihr emotionales, mentales und soziales

Wohlbefinden stark beeinflusst, ist Ihr Lebensrhythmus. Indem Sie darauf Einfluss nehmen, beeinflussen Sie indirekt all die bisher genannten Ebenen. Was ich genau mit Lebensrhythmus meine, möchte ich Ihnen anhand eines konkreten Beispiels zeigen.

. . .

Ein Bekannter von mir, Alois, ist Rechtsanwalt. Er ist an einer großen Kanzlei beteiligt, zu deren Klienten auch Konzerngesellschaften und profilierte, teils prominente Persönlichkeiten zählen. Der Kanzlei geht es blendend, Alois kann sich jeden Monat über ein sattes Gehalt freuen. Außerdem ist er ein gefragter Mann. Wann immer ich ihn treffe oder mit ihm telefoniere, ist er dabei, einen wichtigen Großkunden zu betreuen, Akten zu sichten, juristische Fakten zu prüfen oder Termine zu regeln. Fachlich kann Alois niemand ein X für ein U vormachen. Und unter seinen Kolleginnen und Kollegen genießt er hohes Ansehen.

Der einzige Wermutstropfen: Neben seinem Beruf hat Alois nicht viel Zeit für andere Dinge. Interessant ist auch, dass er Berufliches und Privates strikt getrennt hält. Da er montags bis freitags ständig auf Achse ist, bleibt ihm und seiner Frau nur das Wochenende für gemeinsame Freizeitaktivitäten. Kinder haben sie nicht – Alois hätte schlicht keine Zeit für eine Familie. Wenn ich ihn und seine Frau jedoch mal in einem ruhigen Moment treffe, höre ich schon deutlich heraus, dass sie sich eigentlich eine Familie wünschen. Und dass die Frau, aber auch Alois selbst darunter leidet, dass das Paarleben praktisch nur an den Wochenenden stattfindet.

Der Gegenentwurf ist Frank, ein entfernter Cousin von mir. Auch er ist Anwalt, auch er mit eigener Kanzlei und vielen

Kunden. Der Unterschied: Er ist gut erreichbar, scheint immer Zeit zu haben, egal wer ihn anruft. Und wenn er in einem Termin steckt, meldet er sich zeitnah zurück. Er pflegt einen angenehmen, lockeren und dennoch seriösen Umgang mit seinen Klienten. Geschäftstermine hält er auch mal in einem Café. Für Frau und Kinder nimmt er sich immer wieder auch unter der Woche Zeit. Er wirkt nicht so förmlich, ist aber mit vollem Herzen Rechtsanwalt. Von einer seiner Klientinnen weiß ich, dass er sich kompromisslos für ihre Belange einsetzt und für ihre Rechte kämpft, auch wenn sie weder Großkundin ist noch eine sonderlich starke Lobby hinter sich weiß. Überhaupt läuft seine Kanzlei sehr gut, die Klienten loben ihn einhellig. Und das obwohl er im privaten Rahmen oftmals nicht für einen Juristen, sondern für jemanden aus dem sozialen Bereich gehalten wird.

Frank und Alois – zwei Männer mit demselben Beruf und vergleichbarem Lebensalter, die in sehr ähnlichen sozialen Verhältnissen leben. Und doch trennen sie nicht nur die 600 Kilometer, die zwischen ihren jeweiligen Städten liegen, sondern auch der jeweils konträre Lebensrhythmus.

Frank lebt in *seinem* Rhythmus, Alois in einem *auferlegten* Rhythmus.

Jeder von uns kann das Leben auf zweierlei Arten leben: Im eigenen Rhythmus – das nenne ich den »natürlichen Rhythmus« – oder indem er sich am Rhythmus anderer orientiert und daran anpasst – das nenne ich »fremden oder künstlichen Lebensrhythmus«. Der größte Unterschied zwischen den beiden ist: Der natürliche Rhythmus bringt Zufriedenheit und Leichtigkeit ins Leben. Denn er ermöglicht Aktivität und Selbstinitiative. Der künstliche Rhythmus verursacht Stress, denn er entspringt dem Reaktionsmodus. Anstatt unser Leben aktiv so zu gestalten, wie es uns und unseren Mitmenschen guttut, reagieren wir hauptsächlich auf äußere Einflüsse und versuchen, alle Anforderungen zu erfüllen.

Wie sieht denn dieser »unnatürliche Rhythmus« genau aus? Ich meine damit einen Rhythmus, der mit der inneren Uhr und den individuellen Bedürfnissen nicht im Einklang steht. Im Schichtbetrieb etwa sind die Arbeitszeiten im Verhältnis zum durchschnittlichen Biorhythmus extrem verschoben. Krankenpflegepersonal zum Beispiel hat immer mal wieder bis Mitternacht Spätdienst und am nächsten Tag schon ab 6 Uhr wieder Frühdienst. Unter Akademikern ist es verbreitet, bis spät in die Nacht am Schreibtisch zu sitzen. Die meisten Schüler müssen schon sehr früh am Morgen aufstehen und bis spätnachmittags büffeln. Auch wenn die meisten Kinder und Jugendlichen, wie übrigens auch viele Erwachsene, eher zum Typ Spätaufsteher gehören und weitaus bessere körperliche und geistige Leistungen erbringen könnten, wenn sie morgens eine oder zwei Stunden länger schlafen dürften.

Und natürlich der Klassiker: Der normale Arbeitstag von acht bis fünf, dem die meisten Angestellten ausgesetzt sind, unabhängig davon, ob es zum persönlichen Biorhythmus passt, täglich acht Stunden am Stück zu arbeiten. In 90 Prozent der Unternehmen wird noch durchgehend gearbeitet – bis auf eine einstündige Mittagspause. Ein Termin reiht sich an den nächsten. Und die Mitarbeiter sind froh, wenn sie ihre Arbeit schnell beenden können und danach Freizeit haben.

Tatsache ist jedoch: Jeder Mensch hat im Tagesverlauf unterschiedliche Energiehochs und -tiefs, da jedes Lebewesen einen anderen Energiehaushalt hat. Auf die statistische Verteilung bezogen, ist der nach der Stechuhr normierte Arbeitsalltag in Unternehmen also ein Unding. Nicht jeder ist zur selben

Zeit, im gleichen Umfeld und unter den gleichen Bedingungen produktiv.

Der unnatürliche Rhythmus wird jedoch nicht allein von normierten Arbeitszeiten auferlegt. Viele Menschen gestalten auch aktiv ihre Freizeit in einem Rhythmus, der ihnen persönlich gar nicht entspricht. Und zwar aus dem einfachen Grund, dass sie Ratschläge befolgen, ohne zu hinterfragen, ob es zu Ihnen passt.

Eine Bekannte von mir geht zum Beispiel jeden Abend joggen. Wieso? Weil sie gern Sport macht? Weil es ihr körperlicher Ausgleich nach einem ganzen Tag im Büro ist? Nein! Einzig weil sie überzeugt ist, dass Laufen Stress abbaut, gut für den Kreislauf ist und außerdem die Produktion von Glückshormonen anregt. Also geht sie bei Wind und Wetter joggen, egal, ob es ihr entspricht oder nicht. Jetzt könnte ich sie als Beispiel für außerordentliche Willenskraft herausheben. Und ja, ihre Willenskraft ist wirklich bewundernswert. Nur nicht an der besten Stelle eingesetzt. Denn selten fühlt sie sich nach dem Joggen (oder währenddessen) besser als zuvor. Sie zwingt sich also zu einem Sport, weil sie gehört hat, dass er gut für den Körper ist. Dabei würde sie bei einer anderen Form der Bewegung sicherlich aufblühen und wäre mit Freude, Lust – und einem guten Ergebnis – dabei. Das wäre dann die Form der Freizeitbeschäftigung, die dem eigenen Rhythmus entspricht.

Die meisten Menschen haben sich von ihrem natürlichen Rhythmus entfremdet, indem sie sich an die Anforderungen im Job angepasst und verlernt haben, ihre individuellen Bedürfnisse ernst zu nehmen.

Was passiert denn, wenn Sie sich von Ihrem Rhythmus entfremden? Für Sie persönlich ist die Folge Stress und Unzufriedenheit. Für Sie als Mitglied der Gesellschaft ist die Folge

»Kollision« im weitesten Sinne. Jeden Morgen, wenn die Pendler zu ihren Arbeitsplätzen strömen, bilden sich im ganzen Land Verkehrsstaus. Ebenso am frühen Abend, nur in der Gegenrichtung. Während der Urlaubszeit ist es noch schlimmer. Die Autobahnen sind voll, Hotels und Ferienwohnungen überfüllt und noch dazu überteuert. Rund um größere Feiertage platzen die Geschäfte aus allen Nähten, weil jeder noch schnell etwas besorgen muss.

Dieser gesellschaftliche Rhythmus ist zur Routine geworden. Eine Routine, die sich in unseren Denkgewohnheiten widerspiegelt und sich wiederum in unserem neuronalen Netz abbildet. Als wären wir alle Maschinen oder Roboter, die nur als gleichgeschaltetes Kollektiv funktionieren. Aber das sind wir natürlich nicht. Wir sind einzigartige Individuen, die nach Selbstentwicklung und Selbstentfaltung streben und einen freien Willen haben.

Wie kommt es dann, dass so viele Menschen ihr Leben nach einem unnatürlichen Rhythmus ausrichten? Nur weil sie aus Erwerbsgründen dazu gezwungen sind? Nein, es gibt eine umfassendere Ursache dafür.

Naturgetrennt

Wenn ich an meinem Arbeitsplatz bin, sehe ich die Weide mit meinen Lamas, umrahmt von einem Stück Wald. Wüsste ich nicht genau, wo ich bin, würde ich vermutlich denken: »Wunderschön! Ich bin mitten in der Natur!«

Witzigerweise arbeite ich aber mitten in der Stadt, keine fünf Minuten vom Stadtzentrum entfernt. Einer Stadt mit einem Stück Natur darin. Das ist ein großes Privileg, denn ich sehe es als ersten Schritt für mich zur Überwindung der Trennungsgesellschaft. Ja, die westliche Welt lebt heute in einer Art Trennungsgesellschaft, und dies verleitet den Einzelnen zum unnatürlichen Lebensrhythmus.

Was ich damit meine? Urbanität und Natürlichkeit werden in der westlichen Welt als starke Gegensätze angesehen. Und nicht nur die. Wir trennen auch Arbeit und Freizeit. Privatleben und Beruf. Schule und Spaß – das ist doch höchstens für »Streber« dasselbe! Aus- und Weiterbildung hat für die wenigsten Heranwachsenden etwas mit Freude zu tun, sondern höchstens mit lästigen Pflichten. Besonders durch die Trennung von Natur und alltäglichem Leben – man könnte auch sagen, durch die sukzessive Entfremdung von einem naturverbundenen Dasein – hat sich der westlich geprägte Mensch einen künstlichen Rhythmus angeeignet, der ihm nicht entspricht.

Anstelle dieser Trennung würde uns mehr Verbundenheit guttun. Mehr Verbundenheit mit uns selbst und mit unserer Mitwelt. Arbeit und Leben bildeten in der menschlichen Entwicklung lange Zeit eine Einheit. Die Spaltung kam erst mit der modernen Gesellschaft. Das bedeutet nicht, dass ich eine Rückkehr in eine Welt ohne Technologie und ohne moderne Errungenschaften befürworte. Mir geht es eher um eine Verbindung dieser zwei Welten. Menschen, die noch wie vor Hunderten oder Tausenden Jahren leben – vietnamesische Reisbauern, mongolische Yakzüchter –, haben schließlich ein hartes Leben. Ein Leben, das nicht unbedingt von Selbstbestimmung, persönlicher Entfaltung und Einzigartigkeit geprägt ist. Das ist nicht die Rückkehr zur Natur, die wir brauchen. Wir brauchen vielmehr Verbundenheit (mit der Natur, der Mitwelt und uns selbst) und Individualität.

Zum Glück ist die Trennungsgesellschaft kein Modell für die Ewigkeit. Schon jetzt zeichnet sich allmählich eine Abkehr von den starren Vorstellungen und Werten vergangener Zeiten und der letzten Jahrzehnte ab. Es gibt erste Vorreiter, Menschen, die die Grenzen zwischen Arbeit und Freizeit immer mehr verschwimmen lassen. Aber auch die Grenzen zwischen Lernen und Spaß, zwischen Privatleben und Business, zwischen online und offline. Immer häufiger berichten die Medien von Menschen, die sich über Grenzen, Tabus, Trennungen hinwegsetzen und Lebensentwürfe planen oder leben, die von einem neuen Geist der Verbundenheit geprägt sind.

Im Folgenden möchte ich Ihnen zeigen, worin meiner Meinung nach der »natürliche Lebensrhythmus« besteht und wie Sie Ihren eigenen entdecken. Der Weg dazu ist nicht trivial, denn Ihr Rhythmus entspringt zum einen aus Ihrer Individualität, zum anderen aus Ihren Begrenzungen – und somit aus Ihren Gemeinsamkeiten mit jedem anderen Menschen.

Ihr Geburtsrecht und Ihr Naturell

Ihr natürlicher Rhythmus ist zuallererst eine hochindividuelle Sache. Jeder Mensch hat *seinen* Rhythmus. Und jeder Rhythmus ist so eigen wie ein Fingerabdruck oder ein Frequenzprofil. Denn beeinflusst wird er von Persönlichkeitsmerkmalen, Vorlieben, Interessen, Neigungen. Ihren Rhythmus beeinflussen zum Beispiel Merkmale wie:

- Frühaufsteher oder Nachteule?
- Arbeitet gern am Schreibtisch oder muss sich viel bewegen?
- Ist produktiver im Team oder allein?

- Braucht viele Pausen und Unterbrechungen, um kreativ zu sein? Oder bleibt an einer Aufgabe dran, bis sie erledigt ist?
- Braucht Abwechslung oder Stabilität?

Bleibt jetzt die Frage, was der natürliche Rhythmus genau ist. Ihren eigenen Rhythmus finden Sie, je mehr Sie Ihrem Herzen folgen und je öfter Ihr Herzrhythmus kohärent ist.

Je intensiver Sie sich mit Ihrem Herzrhythmus beschäftigen, ihn in Kohärenz und dadurch sich selbst in Balance bringen, desto deutlicher kristallisiert sich heraus, was Sie in und mit Ihrem Leben wirklich wollen. Sie erhalten einen besseren Zugang zu sich selbst. Sie werden wahrnehmen, was Ihnen guttut, und von selbst auf neue Ideen kommen, die Ihrer Selbstentfaltung entsprechen.

Ihr ganzer Körper wird vom Rhythmus Ihres Herzens gesteuert. Ist der Herzrhythmus in Kohärenz, können Sie klar denken und empfinden. Sie entwickeln ganz automatisch ein treffsicheres Gespür dafür, ob das, was Sie tun, auch Ihrem Wesen entspricht – oder ob Ihr Beruf Sie zermürbt und Ihnen womöglich schadet, und sei es nur, weil Sie sich darin langweilen und Ihnen neue Impulse und Anregungen verwehrt bleiben. Je mehr Herzkohärenz, desto stärker und eindeutiger die Gewissheit, was Sie wirklich wollen!

Kohärenz bedeutet, dass alle Systeme – Körper, Emotionen, Denken und das menschliche Miteinander – in Balance und verbunden sind und auf harmonische Weise miteinander kommunizieren. Der Systemphilosoph Ervin Lázló spricht von einer Verschränkung der Systeme und davon, dass alles mit allem verbunden ist. »Kohärenz« heißt »Zusammenhang«. Es besagt, dass Ihre Atmung, Ihr Blutdruck und Ihre Herzfrequenz optimal aufeinander abgestimmt sind. Alle Körperfunktionen stehen in derselben positiven Wechselwirkung zueinander wie die mentalen und geistigen Ebenen, die darüber hinausgehen. Das Herz ist das Zentrum und koordiniert alles um sich herum. Die Herzkohärenz minimiert daher nicht nur den subtilen Stress, der Sie von Ihren wahren Bedürfnissen trennt. Durch Herzkohärenz finden Sie zu Ihrem eigenen, individuellen natürlichen Rhythmus – weil sich die stressbedingte Unklarheit auflöst wie der Nebel an einem sonnigen Spätsommertag.

Haben Sie erst einmal die Klarheit zurückgewonnen, die Ihnen der Stress genommen hatte, wird es Ihnen ein leichtes sein, den Pfad in Richtung Ihrer eigenen Bedürfnisse zu finden und zu beschreiten. Sie werden entdecken, was Ihre Einzigartigkeit ausmacht.

Abgesehen von den Übungen, die Sie zur Herzkohärenz begleiten, müssen Sie den Weg zu Ihrem eigenen natürlichen Rhythmus allein gehen. Es ist immer ein individueller Weg. »Trial and Error«, Versuch und Irrtum, sind ein nicht unwesentlicher Bestandteil dessen, was noch vor Ihnen liegt. Durch theoretische Überlegungen allein werden Sie nicht herausfinden, was Sie begeistert, erfreut, was Ihnen Erfüllung bringt. To-do-Listen, Pro-und-Contra-Tabellen und dergleichen brauchen Sie also gar nicht erst anzulegen.

Lassen Sie sich im Herzen berühren. Das und das Glücksmuskel-Training haben am ehesten Einfluss auf Ihre Herzkohärenz – und damit auf Ihren zukünftigen Weg. Konfuzius sagt: »Wohin du auch gehst – geh mit deinem ganzen Herzen!«

Mit der Zeit finden Sie ganz von selbst kreative Möglichkeiten, an die Sie nie zuvor gedacht haben und die Ihnen helfen werden, die künstlichen Barrieren der Trennungsgesellschaft zu überwinden.

So wie eine gute Freundin von mir, Nicole, die Teilzeit für eine Tierschutz- und für eine Umweltschutzorganisation arbeitet. Sie hätte sich das Leben auch »einfach« einrichten können – sprich: passend zu den ausgetrampelten Pfaden, die die Gesellschaft anbietet. Sie hätte eine volle Arbeitsstelle annehmen können, bei der sie keine Geldsorgen hat, aber möglicherweise auch weniger Sinn und Freude. Nicole hat sich für die nicht so naheliegende Version entschieden – und zugleich für ihr Herz und ihren eigenen Rhythmus. Sie hat im Tierschutzverein eine Drittelstelle, die sie erfüllt, von der sie aber nicht leben kann. Und sie hat einen Bürojob, halbtags mit geregelten Arbeitszeiten, in einer größeren Umweltschutzorganisation. So kommt sie ganz gut über die Runden und macht gleichzeitig auch hier etwas für Tiere, die ihr das größte Anliegen sind. Denn »Umweltschutz ist auch Tierschutz« findet Nicole.

Ihr Arbeitsalltag mit den geliebten Tieren ist allerdings kein Zuckerschlecken. Manchmal findet sie morgens, wenn sie ankommt, einen Hund vor, den jemand ans Tor gebunden, sprich ausgesetzt hat. Oder es stehen Kisten mit Mäusen, Meerschweinchen, Kaninchen, Hamstern oder sogar Reptilien vor der Tür und die Tiere sind in sehr schlechter Verfassung. Schwere Momente für Tierliebhaber. Und das ist nicht alles. Immer wieder opfert sie ihre Wochenenden oder muss am frühen Morgen oder späten Abend präsent sein. Doch die Freude an der Arbeit und das Teamwork mit ihren Kolleginnen wiegen die schweren Momente für Nicole wieder auf.

»Ein tolles Team!«, schwärmt sie. »Egal, ob jemand mal eine Auszeit braucht oder nicht kann – wir unterstützen uns gegenseitig und finden immer eine Möglichkeit, die Arbeitszeiten auszugleichen.«

Obwohl Nicoles Arbeit nicht frei von Stress ist, meistert sie ihre Aufgaben blendend und findet nebenbei noch die Zeit, eine Ausbildung zur Tierheilpraktikerin zu absolvieren. Danach will sie sich selbstständig machen, sich aber auf jeden Fall weiterhin für den Tierschutz engagieren. Ihr Ziel ist, dass ihre Praxis so gut läuft, dass sie einen Teil der Behandlungen für ein kleines Tierheim kostenlos durchführen kann.

Was ich an Nicoles Beispiel hier erwähnenswert finde, ist die kreative Kombination verschiedener Verdienstmodelle, die es ihr erlaubt, in ihren eigenen Rhythmus zu finden und ihr Leben nach ihren Vorstellungen zu gestalten. Sie hat sich auf den Weg gemacht, sich ein Leben und eine Arbeit zu erschaffen, die sie mit Sinn erfüllen und ihr entsprechen.

Und genau das passiert, wenn Sie die gesellschaftlich üblichen Lebens- oder Karrierewege verlassen und Ihrer Herzensangelegenheit nachgehen. Sie werden Ihre eigene Nische finden und daraus einen Beruf kreieren, den es vorher so vielleicht noch gar nicht gegeben hat. Oder Sie stellen sich Ihren Job aus mehreren Tätigkeiten ganz nach Ihren Bedürfnissen zusammen und gelangen so zu Ihrem ganz individuellen Rhythmus.

An dieser Stelle möchte ich eines betonen: Ich bin nicht gegen klassische Berufe, auch nicht gegen normale Arbeitszeiten. Wenn diese Ihrem natürlichen Rhythmus entsprechen, sind sie für Sie genau das Richtige. Das Problem, auf das ich aufmerksam machen möchte, ist: Ein einheitlicher, vorgegebener Rhythmus, der gesellschaftlich angesehen ist, wird beinahe von jedem gefordert und fast allen auferlegt. Ihr Leben kann aber nur dann gelingen, wenn Sie erstens diesen Rhythmus hinterfragen und – sofern er nicht zu Ihren Lebensvorstellungen passt – ihn zweitens durch einen anderen ersetzen.

Vorsicht also vor vorgefertigten Lebens- und Arbeitsmodellen! Zufriedenheit und Leichtigkeit entstehen nicht in der Komfortzone oder in der Routine. Sondern durch die Antwort auf die Frage »Was will ich wirklich?«.

Mittlerweile gibt es ja eine Fülle von Beschäftigungsmöglichkeiten, die eine modernere Arbeitszeitgestaltung erlauben, die einem natürlichen Rhythmus viel eher entgegenkommt:

- Volle Stellen mit flexiblen Arbeitszeiten und/oder Homeoffice
- Teilzeitstellen
- Honorar- oder freiberufliche Tätigkeiten
- Selbstständigkeit
- Selbstversorgung
- Die sogenannte New-Work-Bewegung nach Frithjof Bergmann als Gegenmodell zur Lohnarbeit. Diese »Neue Arbeit« basiert auf den drei Werten Freiheit, Selbstständigkeit und Teilhabe an der Gemeinschaft.

Halten Sie also Ausschau nach sich bietenden Möglichkeiten und Gelegenheiten, erweitern Sie Ihre Fantasie, schneidern Sie sich Ihren Job und Ihren Lebensentwurf selbst zurecht. Schauen Sie, was am besten zu Ihnen passt – auch wenn das in unserer Gesellschaft noch nicht von vielen vorgelebt wird. Es lohnt sich, den Mut zu haben, neuen Möglichkeiten wenigstens ein wenig Raum zu geben. Und das ganz besonders in Zeiten, in denen es einem nicht so gut geht. Halten Sie die Augen offen, denn es ist so viel mehr möglich, als Sie denken! Selbst ein Leben ohne Geld …

Der Herzschlag der Natur

Unabhängig von den Bedürfnissen des einzelnen Individuums und davon, wie einzigartig Sie und wir alle sind: Die Natur kennt übergeordnete Gesetze, denen wir alle unterworfen sind, und einen größeren Rhythmus, dem wir uns nicht entziehen können.

Das beginnt bei dem Millionen von Jahren alten Wechsel von Tag und Nacht. Der Mensch gehört zu den Arten von Lebewesen, die tagaktiv sind und die Nacht zum Schlafen nutzen. Auch wenn manche Menschen behaupten, nachts am besten arbeiten zu können, auch wenn viele in der Nachtschicht tätig sind und Berufe wie Bäcker, Wachpersonal oder Zeitungsausträger überwiegend in der Nacht ausgeübt werden, glaube ich nicht, dass viele Menschen dafür geschaffen sind, nachts zu arbeiten. Nachts braucht der Körper Schlaf, um sich zu erholen und körpereigene Energiereserven aufzufüllen – unabhängig davon, dass die Schlafdauer und der Rhythmus des Zubettgehens und des Aufstehens von Mensch zu Mensch verschieden sind.

Die nächtliche Dunkelheit hat den Sinn, die Melatoninproduktion des Körpers anzuregen. Das Hormon Melatonin steuert den Tag-Nacht-Rhythmus unseres Körpers und sorgt so für einen gesunden Wach-Schlaf-Rhythmus. Moderne Errungenschaften wie Lampen, Fernseher und Computerbildschirme machen der Natur hier einen Strich durch die Rechnung. Doch Naturgesetze wie der sinnvolle Tag-Nacht-Zyklus lassen sich nicht einfach aushebeln. Wer die Nacht regelmäßig zum Tag macht oder umgekehrt, kann langfristig gesundheitliche Probleme bekommen.

In seiner Gesamtheit besteht ein natürlicher Rhythmus deshalb immer aus zwei Bestandteilen. Um vollständig zu einem natürlichen Lebensrhythmus zu finden, bedarf es zweierlei:

• Auf den eigenen Rhythmus hören
• Auf den Rhythmus der Natur hören

Das ist kein Widerspruch in sich. Denken Sie an eine gelingende Beziehung zwischen Ihnen und Ihrem Partner oder Ihrer Partnerin: Selbstwertschätzung geht einher mit Achtsamkeit für den jeweils anderen. Wenn Sie Ihren eigenen Rhythmus gefunden haben, ist dieser natürlich Ihr primärer Maßstab. Gleichzeitig sind Sie dazu eingeladen, sich von dem größeren Rhythmus der Natur und ihren Gesetzen etwas abzuschauen.

Von der Natur können Sie viel lernen, das Ihnen niemand sonst beibringen kann. Wenn Sie Ihren eigenen Lebensrhythmus in Einklang mit der Natur gefunden haben, werden Sie ein herzerfülltes und herzfittes Leben in Leichtigkeit und Erfüllung leben können.

Von Lamas lernen

Lamas können meilenweit wandern. Langsames Gehen, das entspricht ihnen. Sie hetzen oder verausgaben sich nicht. Lamas laufen Schritt für Schritt, knabbern hier und dort einen Grashalm und können dabei noch Lasten tragen – auch im Hochgebirge, wo Pferde oder Esel schon nicht mehr trittsicher sind. Was meinen Sie, wie weit man langsamen Schrittes kommt? Nicht weit? Von wegen! Ehe man sichs versieht, sind die Lamas auf dem Gipfel. Und dabei noch frisch und neugierig wie beim Start. Unterwegs ist ihnen nichts entgangen – kein Eichhörnchen, kein Löwenzahn, kein Ausblick.

Worin besteht der Rhythmus der Natur genau? Wie lässt er sich wahrnehmen und beschreiben? Kurz gesagt ist der natürliche Rhythmus – oder, wenn Sie so wollen, der »Herzschlag« der Natur – ein stetiges Abwechseln verschiedener Phasen. Diese Phasen bestehen aus immer wiederkehrenden Gegensätzen, ähnlich einer Sinuskurve. Viele davon – nicht alle – kennen zwei Gegensätze, manche auch mehr.

• Herzschlag, Herzzyklus (Systole/Kontraktion und Diastole/ Entspannung)
• Atmung (Einatmen, Ausatmen)
• Stoffwechselzyklen (Essen, Verdauen/Ausscheiden)
• Tag und Nacht
• Jahreszeiten (Frühling, Sommer, Herbst, Winter)

Genauso kennen auch die Lebewesen während ihres Daseins mehr oder weniger bewusste, zyklisch aufeinanderfolgende Phasen:

- Aktivität, Ruhe (Bewegung, Entspannung)
- Versuch und Irrtum: Wenn Kleinkinder das Laufen lernen, fallen sie fast ständig hin, rappeln sich wieder auf und versuchen es erneut. Auch auf ein »Hinfallen« im übertragenen Sinne, also auf Rückschläge und Niederlagen jeder Art, folgt ein »Aufrappeln« – ein neuer Versuch mit einem anderen Ansatz.
- Aussaat und Ernte: Wer nichts aussät, kann auch nichts ernten. Dies gilt im wörtlichen wie im übertragenen Sinne. Ähnlich wie die Jahreszeiten der Natur braucht auch die Reifung eines Projekts oder eines Lebenstraums Zeit – zwischen der Aussaat und der Ernte können Jahre, manchmal sogar Jahrzehnte vergehen.

Entscheidend für ein herzfittes Leben ist, dass Sie keine der Phasen auslassen, sondern jede bewusst durchleben. Gönnen Sie sich Entspannung, wenn Sie eine Phase erhöhter Aktivität hinter sich haben. Feiern Sie einen Erfolg, wenn ein Projekt abgeschlossen oder ein Meilenstein erreicht ist, anstatt wie ein Getriebener sofort die nächste Herausforderung anzugehen. Schlafen Sie nachts, anstatt konträr zu dem sinnvollen, naturgegebenen Rhythmus zu leben. Das kommt nicht zuletzt Ihrer Gesundheit zugute.

Wenn Sie den Rhythmus der Natur im Blick haben, wird es Ihnen mitunter sogar leichter fallen, Ihr Herzensprojekt zu entdecken und zu verwirklichen. Die Natur verschafft Ihnen sozusagen Rückenwind. So wie im Frühling Sträucher und

Bäume neue Blätter bekommen, Blütenknospen sich öffnen und Menschen sich verlieben, ist der Frühling auch eine gute Zeit dafür, neue Ideen zu entwickeln. Nutzen Sie den Sommer, um sie umzusetzen, und ziehen Sie im Herbst Bilanz – vielleicht war ja ein Erfolg zu verbuchen. Fahren Sie die Ernte ein und freuen Sie sich auf den Winter, in dem Sie sich einfach mal länger Ruhe gönnen und Kräfte sammeln dürfen – bis im Frühling vielleicht wieder die Zeit für etwas Neues kommt.

Achten Sie auf den »Herzschlag« der Natur, akzeptieren Sie ihn und richten Sie sich danach – im eigenen Interesse. Doch damit ist es noch nicht ganz getan. Um den natürlichen Lebensrhythmus voll und ganz zu finden, fehlt noch eine Komponente.

Im Sinne des größeren Zusammenhangs

Als ich wieder einmal mit Frank, meinem Cousin, dem gelassenen Rechtsanwalt, telefoniere, platzt es aus ihm heraus: »Meine Nachbarin von gegenüber, die arme Frau. Weißt du, was ihr Vermieter nun vorhat?« Natürlich weiß ich es nicht, will es jetzt aber wissen. Wenn Frank sich schon aufregt, ist es wichtig. Und er erzählt: »Sie wohnt bei mir gegenüber in dem Mietshaus mit dem Erker an der Ecke. Jetzt hat der Vermieter das Haus aufwendig sanieren lassen und will nun die Miete drastisch erhöhen. Wie es jetzt überall gemacht wird. Meine Nachbarin wohnt aber schon ihr halbes Leben dort. Sie ist 83 und kann kaum noch laufen − macht aber noch alles selbst, auch einkaufen. Und jetzt will der Vermieter mehr Geld − viel mehr Geld. Das wird unmöglich für sie, das dann noch zu zahlen. Sie hat ja nur ihre Witwenrente. So eine nette Frau, wir trinken manchmal Kaffee zusammen.«

»Was willst du machen?«, frage ich.

»Ich helfe ihr«, sagt Frank entschlossen. »Freiwillig und ohne Honorar. Diese Immobilienmenschen sollen mich kennenlernen − und ein für alle Mal begreifen, dass sie so mit alten Menschen nicht umgehen können!«

Ein gesunder, natürlicher Rhythmus ist gut und schön. Als herzfitter Mensch sollte es Ihnen aber nicht allein darum gehen, das eigene Leben besser auf die Reihe zu bekommen. Wessen Leben wirklich einem natürlichen Rhythmus folgt, der hat auch den Rhythmus seiner Um- und Mitwelt im Blick.

Ich behaupte sogar, dass es Ihnen nur dann wirklich gut gehen kann, wenn Sie Ihr Leben in den Dienst des Wohls aller Menschen und unseres gesamten Planeten stellen. Wer naturverbunden lebt, achtet zum Beispiel darauf, wie und wo er seinen Abfall hinterlässt. Er ist sensibel für die Bedürfnisse seiner Mitmenschen und der Tiere. Es ist ihm nicht egal, was jenseits seines Gartenzauns in der Welt passiert.

Falls Sie eine Familie haben, könnten Sie ja wieder einmal gemeinsam raus in die Natur gehen. Machen Sie einen Waldspaziergang oder besuchen Sie einen Fluss. Schauen Sie, lauschen Sie, riechen Sie, was es dort alles wahrzunehmen gibt – vom Zwitschern der Vögel über das Rauschen der Bäume und das Gluckern des Wassers bis hin zu einer Spinne, die zwischen zwei Zweigen ihr Netz webt. Und: Lassen Sie Ihre Kinder sich ruhig einmal schmutzig machen, indem sie mit Stöcken, Steinen, Erde und Wasser spielen.

Ein Ausflug dieser Art ist meiner Erfahrung nach sehr wertvoll, besonders auch für die Entwicklung unserer Kinder. Denn Kinder, die von klein auf in einem achtsamen Umgang mit der Natur aufwachsen, treten auch im späteren Leben selbstbestimmter auf als der Nachwuchs von Desinfektionsspraygläubigen. Sie haben ein stärkeres Immunsystem und sind die sozial kompetenteren Individuen – ein ganzes Leben lang. Das Wohl Ihrer Kinder hängt von Ihnen ab. Ihr eigenes Wohl hängt aber auch vom Wohl Ihrer Kinder ab.

Wenn Sie Ihren Lebensrhythmus, genau wie den Herzrhythmus, feinfühlig nicht nur auf die eigenen Bedürfnisse ausrichten, sondern auch Ihr Umfeld und Ihre Verantwortung als Mensch für den Planeten Erde im Blick haben – dann steht einem vollen, reichen, erfüllten, herzfitten, langen Leben nichts im Wege.

Epilog:
Das LAMA-Prinzip

»Lehrer« oder »Meister« bedeutet das tibetische Wort »Lama«. Und selbst wenn die Lamas nicht aus Tibet kommen, auch wenn sie nicht verwandt sind mit dem Dalai Lama, sind sie doch großartige Lehrer für alle, die ein glückliches Leben in Leichtigkeit und Erfüllung führen möchten.

Die Übungen, die ich Ihnen in diesem Buch vorgestellt habe, sind zum Großteil in der Mensch-Tier-Begegnung entstanden. Die tägliche Arbeit mit den Lamas nehmen Sie also durch diese Übungen schon mit.

Und ich möchte Ihnen noch eine Hilfestellung mitgeben: das »LAMA-Prinzip«, mit dem Sie sich eine Stück vom Lebensglück dieser wunderbaren Tiere abgucken können. So können Sie sich der Besonderheit der Lamas nähern, auch ohne direkt mit den Tieren zu tun zu haben.

Bei dem von mir entwickelten Prinzip steht der Begriff LAMA für »Lebe Achtsam, Mutig und Authentisch.« Alles Eigenschaften, die ein Lama nicht nur verkörpert, sondern wirklich ausmacht.

Lebe achtsam!
Lamas sind höfliche und dabei zugewandt freundliche Tiere. Sie bedrängen einen nicht und wahren stets eine angenehme, feinfühlige Distanz. Von ihnen können Sie Respekt und gleichzeitig Verbundenheit lernen.

Lebe mutig!

Was macht ein Lama, wenn es erschrickt? Es macht einen kleinen Schwung zur Seite und schaut sich dann die Situation erst mal an. Wenn Sie sich dieses Verhalten zu eigen machen, werden Sie besonnener auf kritische Situationen reagieren können.

Lebe authentisch!

Lamas haben ihren eigenen Kopf, bewahren sich ihre Würde. Mit Heu lassen sie sich nicht bestechen, bei zu viel Gepäck setzen sie sich hin und zeigen: »nicht mit mir!« Auch Sie müssen niemandem gefallen.

Nun fällt ein Lama nicht vom Himmel. Und auch die Eigenschaften eines Lamas brauchen Zeit, bis Sie sie in Ihr Leben integriert haben. Deshalb: Bauen Sie keinen Druck auf. Gönnen Sie sich die Zeit, die Sie brauchen. Seien Sie freundlich zu sich selbst.

Ein Lama würde es auch nicht anders machen. Es lächelt, geht Schritt für Schritt. Und ein Lama kommt immer an.

Nun sind auch Sie angekommen – zumindest am Ende dieses Buches. Doch: »Jedem Ende wohnt ein Anfang inne« hat Hermann Hesse schon so treffend formuliert.

Als der Entwurf zu diesem Buch sein Ende fand, saß ich mit Blick auf meine Lamas an der Weide. Es war ein schöner Nachmittag, und ich malte mir aus, wie Menschen wie Sie mein Buch lesen werden. Ich stellte mir vor, wie Menschen in ihm Impulse für ein gelingendes, glückliches und herzerfüllendes Leben bekommen. Versonnen blickte ich von meinem Skript auf und sah eine große Schar Kraniche über mir kreisen.

Ich liebe diese Vögel, die so majestätisch aussehen. Denn Kraniche gelten von alters her als Glücksboten, Göttervögel und Sinnbild für ein langes Leben. In der Paarungszeit werden sie auch noch romantisch: Sie tanzen miteinander. Ein starkes Glücksgefühl durchströmte mich, als ich – zwischen meinen Lamas sitzend – den Vögeln so nachschaute und ihnen von Herzen eine gute Reise wünschte.

Und so möchte ich dieses Buch beenden: Mögen die Kraniche auch Ihnen wahres, anhaltendes Glück und einen bunten Strauß an Glücksmomenten bringen.

In diesem Sinne wünsche ich Ihnen eine gute (Lebens-) Reise!

»Jenseits aller Vorstellungen falschen und richtigen Handelns gibt es ein Feld. Ich werde dich dort treffen.«
– Rumi –

Von Herzen – Danke

Ich danke allen, die an der Entstehung dieses Buches beteiligt waren – es ist ein wahres Herzensprojekt.

Ich bedanke mich bei meinem Team, das mir bei der Buchrealisierung mit Rat und Tat zur Seite stand. Herzlichen Dank an das gesamte Verlags-Team für die tolle Zusammenarbeit und für das Vertrauen, das mir entgegengebracht wurde.

Ich bedanke mich herzlich bei allen Menschen, denen ich in meinen Coachings, Kursen, Seminaren und Prachtlamas-Veranstaltungen als Herzberührerin zur Seite stehen konnte. Mit euch kann ich das tun, was ich liebe. Von Herzen freue ich mich auch auf die Menschen, die ich zukünftig als Weggefährtin auf ihrem Herzens-Weg begleiten darf.

Ich bedanke mich zutiefst bei allen Tieren, die mich mit ihrer bedingungslosen Liebe zu meiner Liebe geführt haben.

Ich danke meiner Mutter, die mich mit ihrer Liebe, mit ihrer ganzen Unterstützung und ihrem steten Glauben an mich begleitet. Liebe Mutti, ich liebe dich, und ich freue mich so sehr, dir mein Buch zu widmen. Ich weiß, dass Papa unendlich stolz auf uns ist, und sicher schaut er auf uns.

Aus tiefstem Herzen möchte ich mich bei dir bedanken, liebe Andrea, für deinen Glauben an mich, für deine Unterstützung, deine Ideen, Hilfe und Geduld, für deine Kraft, dein Herzblut und für deine Herzenswärme – ohne dich gäbe es dieses Buch nicht.

Weiterführende Literatur

Gregg Braden: *Im Einklang mit der göttlichen Matrix: Wie wir mit Allem verbunden sind*, KOHA-Verlag 2007.

Gregg Braden: *Tiefe Wahrheiten: Ursprung, Geschichte, Bestimmung und Schicksal der Menschheit*, KOHA-Verlag 2011.

Dieter Broers: *Der Glückscode: Die kosmischen Quellen für Selbsterkenntnis, Liebe und Partnerschaft*, Scorpio Verlag 2010.

Dieter Broers: *Gedanken erschaffen Realität: Die Gesetze des Bewusstseins*, Heyne Verlag 2013.

Doc Childre, Bruce Cryer und Isolde Seidel: *Vom Chaos zur Kohärenz: Herzintelligenz® im Unternehmen*, VAK-Verlag, 1. Auflage 2000.

Doc Childre, Howard Martin und Isolde Seidel: *Die HerzIntelligenz®-Methode: Gesundheit stärken, Probleme meistern – mit der Kraft des Herzens*, VAK-Verlag, 4. Auflage 2012.

Doc Childre, Deborah Rozman und Isolde Seidel: *Stressfrei mit Herzintelligenz®: Gelassen und voller Energie in 5 Schritten*, VAK-Verlag, 3. Auflage 2012.

Sebastian Goder: *Der Film deines Lebens* (DVD), 2011.

Gerald Hüther: *Was wir sind und was wir sein könnten: Ein neurobiologischer Mutmacher*, Fischer Verlag, 5. Auflage 2013.

Markus Peters: *Gesundmacher Herz: Wie es uns steuert, verbindet und heilt. Der geniale Impulsgeber für Körper und Seele*, VAK-Verlag, 2. Auflage 2014.

David Servan-Schreiber: *Die neue Medizin der Emotionen: Stress, Angst, Depression: Gesund werden ohne Medikamente*, Goldmann Verlag 2006.

Eckhart Tolle: *Jetzt! Die Kraft der Gegenwart*, Kamphausen Verlag 2010.

Harald Wessbecher: *Entfalte deine Bestimmung*, Heyne Verlag 2007.